ニャン生《じょう》訓《くん》

癒され整う江戸の簡単健康法

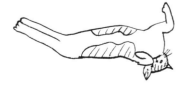

目次

装幀：根本真路　　イラスト：堀道広

はじめに

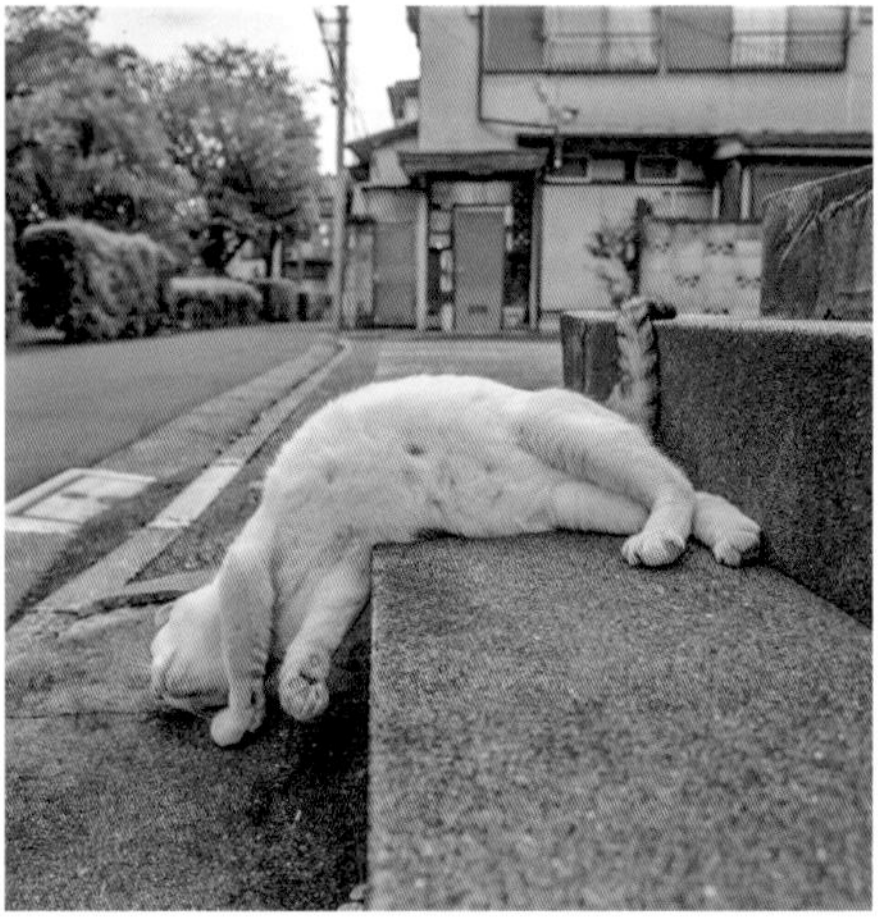

『養生訓』をご存知ですか？

今から三〇〇年以上も昔の江戸時代中期に書かれた、心身の健康に役立つ方法が紹介されている書物です。特に心の栄養になる言葉がたくさん書かれています。『養生訓』では、健康を維持するには心を穏やかに保つことが何よりも大切だと考えられているからです。

心を穏やかに保つとは、心を自由に遊ばせるということです。ストレスなく、のびのびと、自由に、気ままに。

これらの言葉は、私たちの身近にいる、とある生き物を連想させます。

そう、ねこです。

イヤなことを我慢することなく、気の向くままに生きているねこの心のあり方は、私たち人間のお手本そのものです。

この本では、ユニークで愛くるしいねこの写真とともに、心と身体に効く養生訓を紹介しています。

気の向くままにページをめくるうちに、心のアンテナに触れる言葉にきっと、出合えるはずです。

熊谷あづさ

第一章

こころ

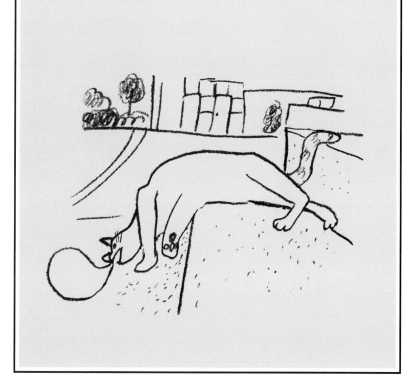

健康すなわち養生なり。

【養生訓　巻第一　総論　上】

人の身体は父母を基本とし、天地を初めとしている。ゆえに、この身体は自分のもののようであって、自分だけのものではない。天地と父母によって授かった身体はよく養生して寿命を長く保たなければならない。

人としてこの世に生まれたからには父母天地に孝行し、人として守るべき道を実践し、義理に従い、できるだけ長命で幸福に過ごし、人生を悦び楽しむことは誰もが願うことであろう。

このようになりたいと願うならば、養生の方法を知って身を保つことである。

これが人生でいちばん大事なことである。

解説

『養生訓』は、冒頭で「人の身体と命は授かりものであり、天地や父母、さらには祖先とつながっている貴いものである」と述べています。

実は、江戸時代には「健康」という言葉は一般的ではなく、代わりに「身を保つ」という言い方がされていました。当時は主君のために命を捨てることが美徳とされる価値観の時代。

「養生をして健康を保つことが人生でいちばん大切なこと」と主張する貝原先生の言葉は、かなり先駆的な考えだったのです。

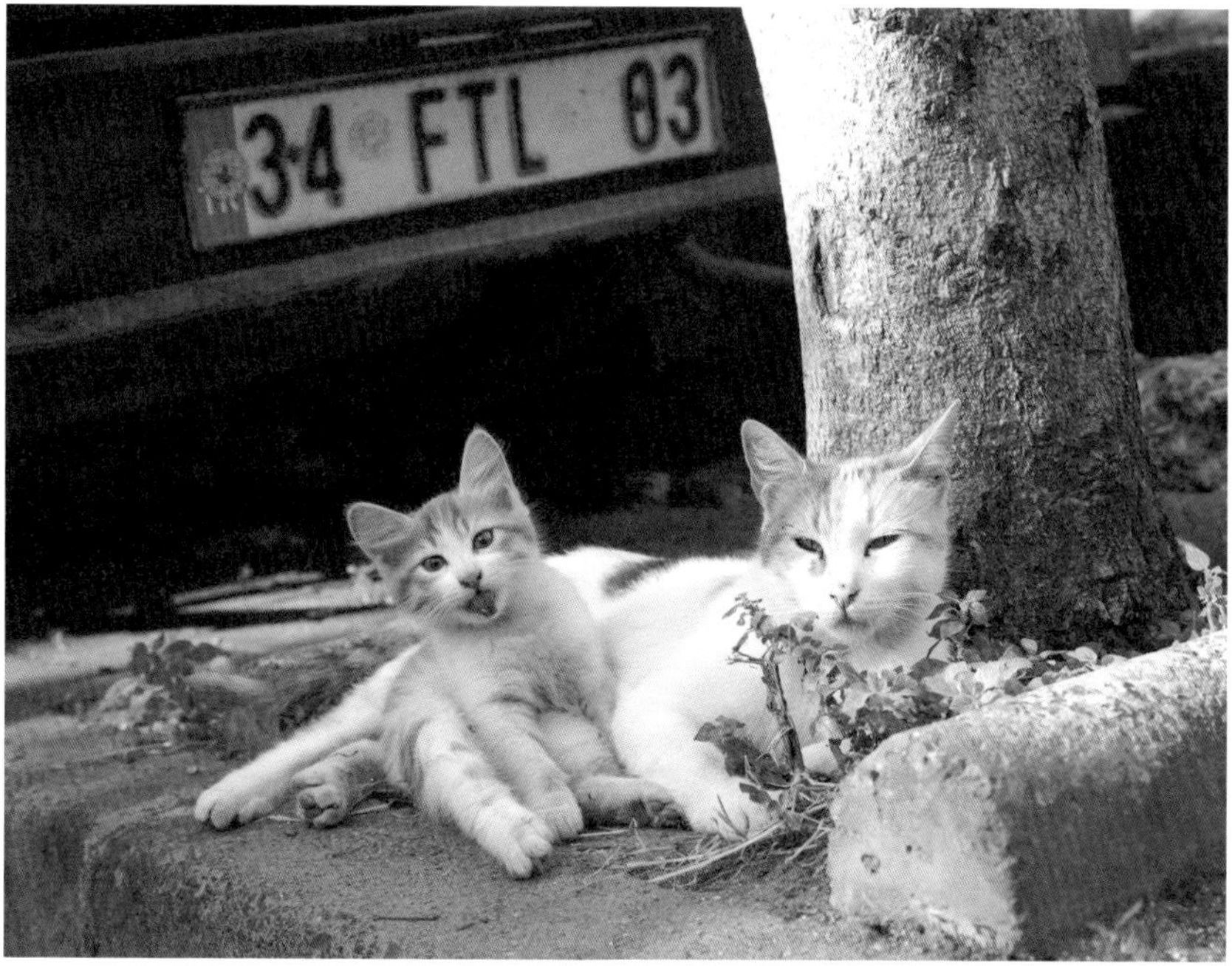

ニャン訓

日々、ごはんを探し、雨や風、寒さといった厳しい環境のなかで生きている野良ねこさん。彼らの寿命は3〜5年とされています。対して、ペットフードや動物医療が普及する前の飼いねこさんの平均寿命は7〜8年といわれていました。ペットフードが進化した今、飼いねこさんの平均寿命は15年前後で、20年以上生きるご長寿さんも珍しくありません。ねこを取り巻く環境の変化はもちろん、飼い主さんの愛情を感じながらストレスなく気ままに過ごせることが、健康寿命と大きく関係しています。

気に目を向けよ。

【養生訓　巻第一　総論　上】

人の元気はもともと天地の万物を生じる気である。これが人身の根本である。
人はこの気がなければ生まれない。この世に誕生後は飲食、衣服、住居など外物の助けによって元気が養われ、命を保つことができるのである。

解説

人間の基本は「気」である。いった「病」としてあらわれるこれが『養生訓』のベースとなると「病気」になる、という解釈る考え方のひとつで、その概念です。「気」は心と身体の両方は中国から伝来した思想や医学に深く関係しています。飲食物が根本にあるとみられます。や呼吸で補えるものの、心身を
目には見えないものの「気」酷使することで減ってしまい、は人間の身体を満たしていて、生命活動を脅かすと考えられてたとえばそれが痛みやつらさといるのです。

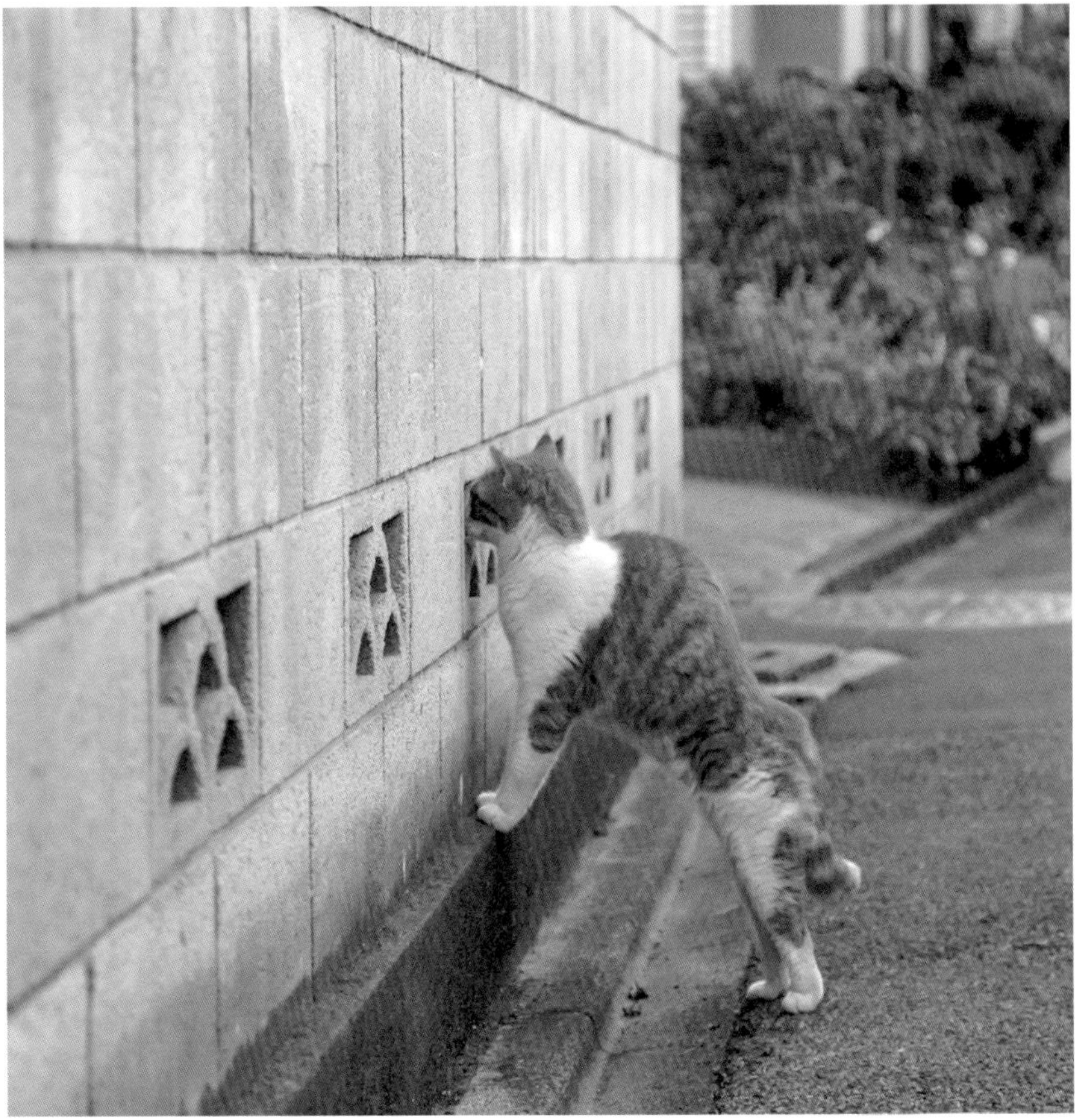

ニャン訓

単独で狩りをするネコ科の動物は、獲物を捕まえるための感覚がとても鋭く、わずかな気配を敏感に察知することができます。たとえば、飼いねこさんは飼い主さんが家に着くかなり前から玄関の前で帰宅を待っていることがあります。これは人間の全身を包む静電気のような微弱な電界の変化を感じ取っているからだといわれています。人間には見えないものや気づかないものにも、ねこは敏感に反応しているのです。

畏《おそ》れよ。

【養生訓 巻第一 総論 上】

身体を保って養生するための奥義ともいえる一字がある。この字の通りに行えば生命を長く保つことができ病気にならない。親に孝あり、君に忠あり、家を保ち身を保つ。何を行ってもよろしくないことはない。

その一字とは何であろうか。「畏」である。

解説

「畏れ」とは恐怖のことではなく、崇高なものに対する「畏敬」の意味です。その対象は、江戸時代の庶民が「お天道様」と呼んでいたもの。

畏れがあるからこそ、人は慎重になり正しく生きようとします。畏れがないと人は無謀な振る舞いをし、時には自分や他人の身体や心を傷つけてしまうこともあります。貝原先生は、人生を穏やかに進めるためにも畏れを持つことが大切であると説いているのです。

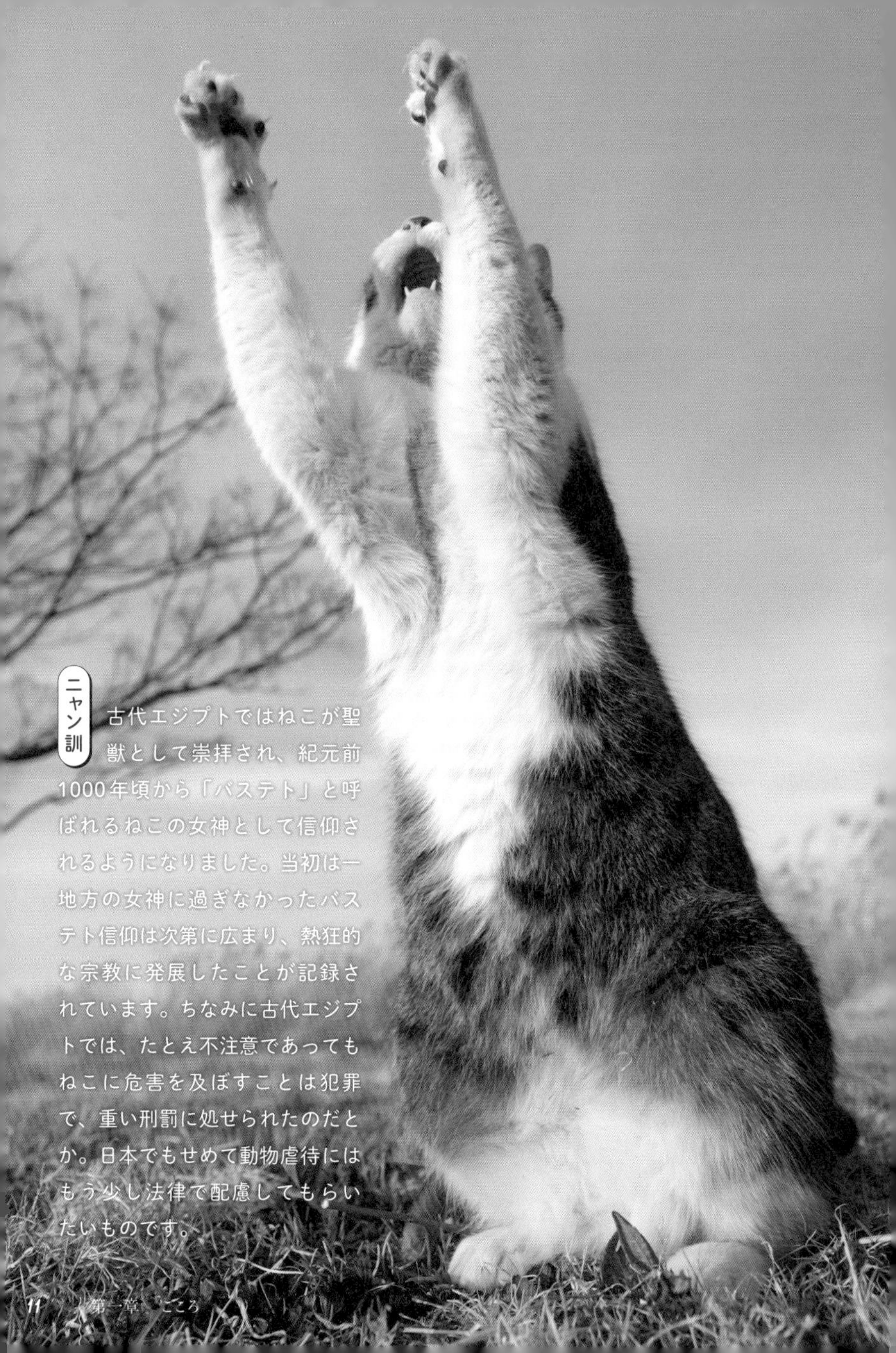

ニャン訓

古代エジプトではねこが聖獣として崇拝され、紀元前1000年頃から「バステト」と呼ばれるねこの女神として信仰されるようになりました。当初は一地方の女神に過ぎなかったバステト信仰は次第に広まり、熱狂的な宗教に発展したことが記録されています。ちなみに古代エジプトでは、たとえ不注意であってもねこに危害を及ぼすことは犯罪で、重い刑罰に処せられたのだとか。日本でもせめて動物虐待にはもう少し法律で配慮してもらいたいものです。

三つの楽を得よ。

【養生訓　巻第一　総論　上】

大抵の人間には楽しむべきことが三つある。

一つは道を行い、道理にあわないことをなくして善を楽しむことにある。二には病気をせずに快く楽しむことにある。三つには長命で長い月日を楽しむことにある。

富や地位があったとしても、この三つの楽しみがなければ真の楽しみとはいえない。

解説

ここでいう「楽」とは刹那的・娯楽的な意味ではなく、人としての喜びを味わうことと解釈できます。そのためには心身を健康に保つことが必要であり、それを長い間続けるために長命であろうと促しています。

貝原先生は『養生訓』の三年前に著した『楽訓』という書で「善行によって人としての喜びがもたらされる」と語っています。自己満足ではなく、自分にも相手にも喜びをもたらす善行を重ねて人とのつながりを大切にすることは、人生の幸福感や充足感を深めてくれるのです。

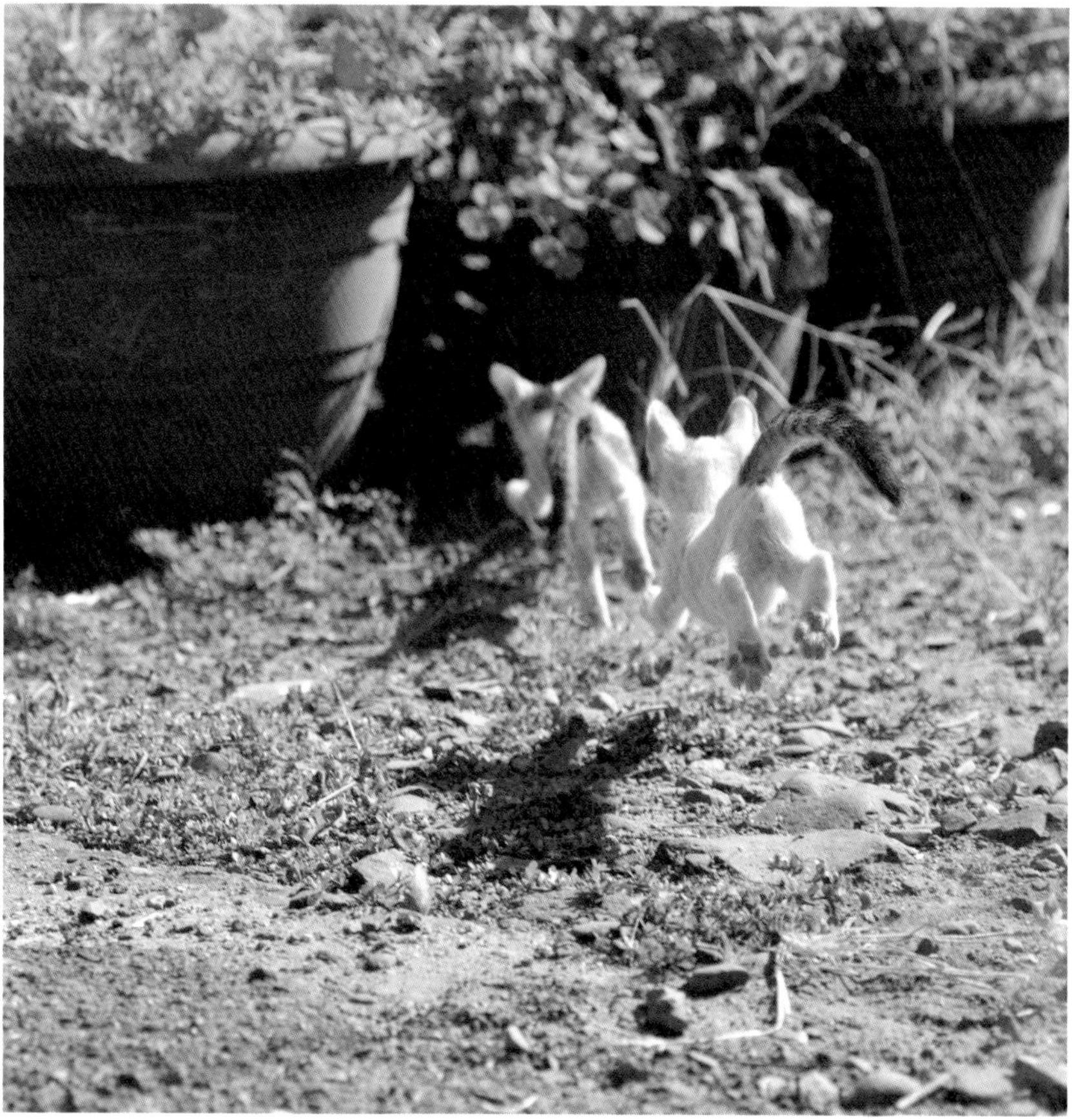

ニャン訓　ねこに善悪の区別があるかどうかは明らかにされていませんが、楽しい状態にあることは見て取れます。それは飼い主さんに遊んでもらっている最中など、好奇心をそそられたり、期待でワクワクしている時間です。このとき、ねこは狩りの疑似体験をしていて、狩猟本能が刺激されている状態と思われます。ひげが前を向き、瞳孔が開いて黒目がちになり、耳を小刻みに動かして音の出どころへと向けているのがそのサインです。お見逃しなく！

人生の喜びは老年に在り。

【養生訓　巻第一　総論　上】

人は五十歳にならなければ血気は定まらず、正しく物事を認識し判断する能力も開けず、昔から今に至るまでの道理にも疎く、世の変化にも慣れず、言葉の誤用も多く、言動に後悔が多い。人生の道理も楽しみも知らず、五十歳にならずに死ぬことを天逝という。

長生きをすれば、楽しみもためになることも多いのである。

解説

江戸時代は老いが貴ばれる時代でした。なぜならば、情報が乏しい状況では人生経験豊富な老人の意見は貴重で、一目置かれる存在だったから。老化による身体の衰えを感じてはいても、必要以上に老いに不安を覚えることは少なかったようです。

このような人生観を背景に、貝原先生はこの養生訓を提唱しています。現代は「アンチエイジング」「老害」という言葉が生まれるなど、若さに価値が置かれがちですが、そろそろ年齢や加齢に対する意識を改めるべきかもしれませんね。

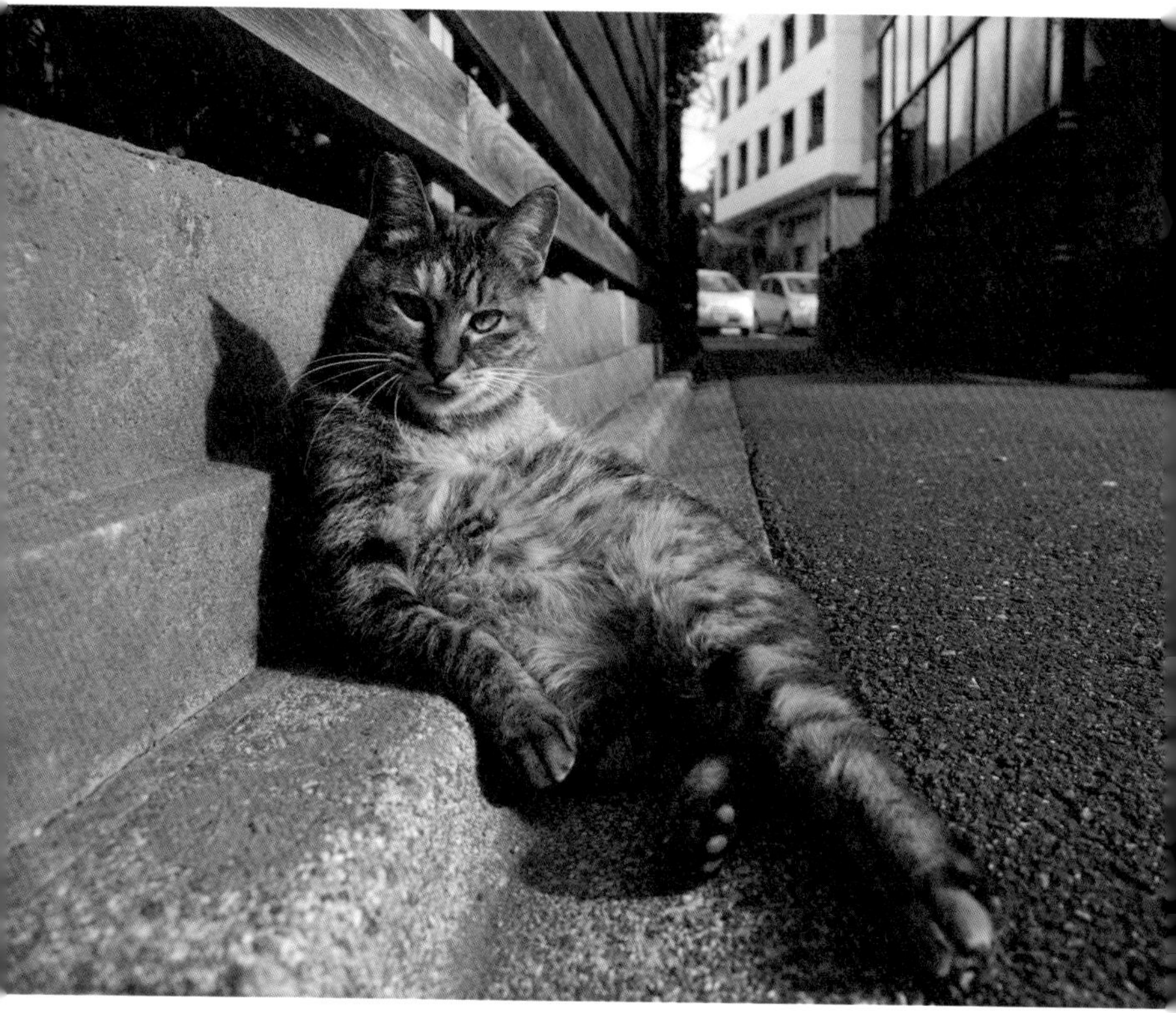

ニャン訓

見た目は若いころと変わらなくても、ねこの身体は年齢とともに確実に衰えます。一日中寝ている、高いところに飛び乗れなくなる、動きがゆっくりになる、よろけることが増えるなど老化のサインには様々なものがあります。老化を感じたら、ごはんをシニア用に替える、温度や湿度を管理する、気持ちのいい寝床を用意するなど生活に配慮してあげましょう。日々のケアの積み重ねが、大切なねこさんの健康と長生きに結びついていくのです。

身体は働かせ、心は楽しませよ。

【養生訓　巻第二　総論　下】

心は楽しませるべし。苦しませてはならない。身体は働かせるべし。休みすぎてはいけない。自分の身体を甘やかしすぎてはならない。

美味しいものを食べすぎ、美酒を飲みすぎ、色を好み、身体を使わず怠けて寝転がっているのを好むことは、かえって身体の害となる。

病気でもないのに薬を多く飲むと病気になりやすい。これは子どもを愛しすぎた結果、子の禍を招くようなものである。

解説

できることなら、人生の喜びを味わいながら、苦悩することなく穏やかな心持ちで過ごしたいものです。

そのために欠かせないのは、身体を適切に動かすこと。たとえば、アメリカのハーバード公衆衛生大学院の研究では、週に四時間以上の運動を行うことでうつ病の発症リスクが一七％も低下する事実が報告されています。

人間の身体はよく動かすことを前提にできていて、そのことと心の在り方は密接に関係しているのです。

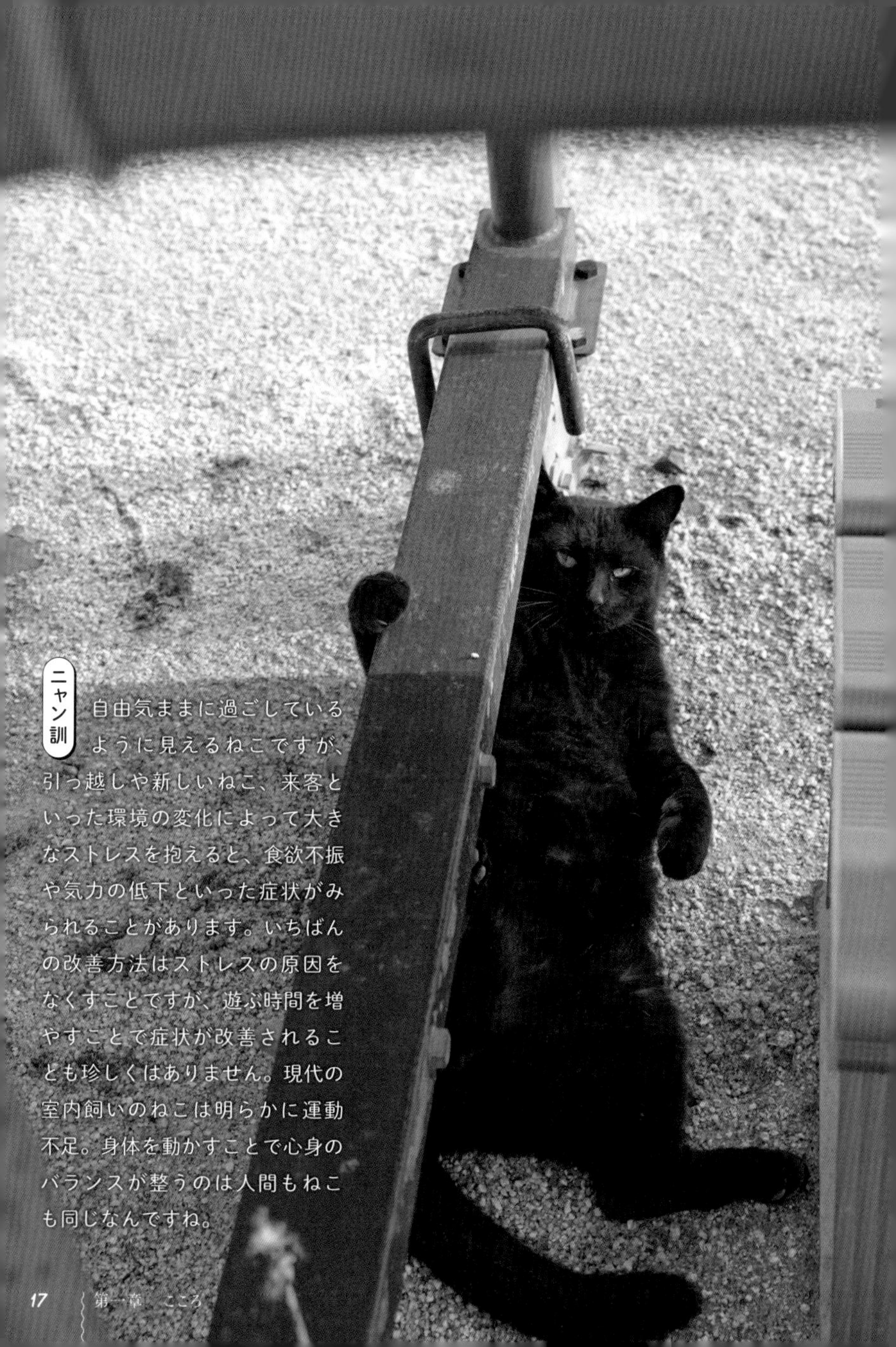

ニャン訓

自由気ままに過ごしているように見えるねこですが、引っ越しや新しいねこ、来客といった環境の変化によって大きなストレスを抱えると、食欲不振や気力の低下といった症状がみられることがあります。いちばんの改善方法はストレスの原因をなくすことですが、遊ぶ時間を増やすことで症状が改善されることも珍しくはありません。現代の室内飼いのねこは明らかに運動不足。身体を動かすことで心身のバランスが整うのは人間もねこも同じなんですね。

清福を知るべし。

【養生訓　巻第二　総論　下】

貧しい人でも、正しい生き方を楽しんで一日を過ごせば大きな幸福感を得られる。そのうえ、一日を過ごす時間は長く感じられ、楽しみも多くなる。ましてや一年の間には四季があり、折々の季節の楽しみがあり、日々の暮らしにも変化がある。

　このようにして年を多く重ねていけば、その楽しみは長く続き、長命になるであろう。

解説

　江戸時代になって戦乱のない期間が長く続くと、生命を脅かされる機会が減ったため、物やお金を通して得られる喜びが人々の間に広まりました。一部には質素倹約を見下すような風潮さえあったといいます。

　一方、貝原先生がしばしば使う言葉のひとつに「清福」があります。清福とは精神的な幸福の意味。この養生訓では、貧しくても衣食住があり、さらに自然の変化を愛でる余裕があればそれで十分に幸せなのだと説いているのです。

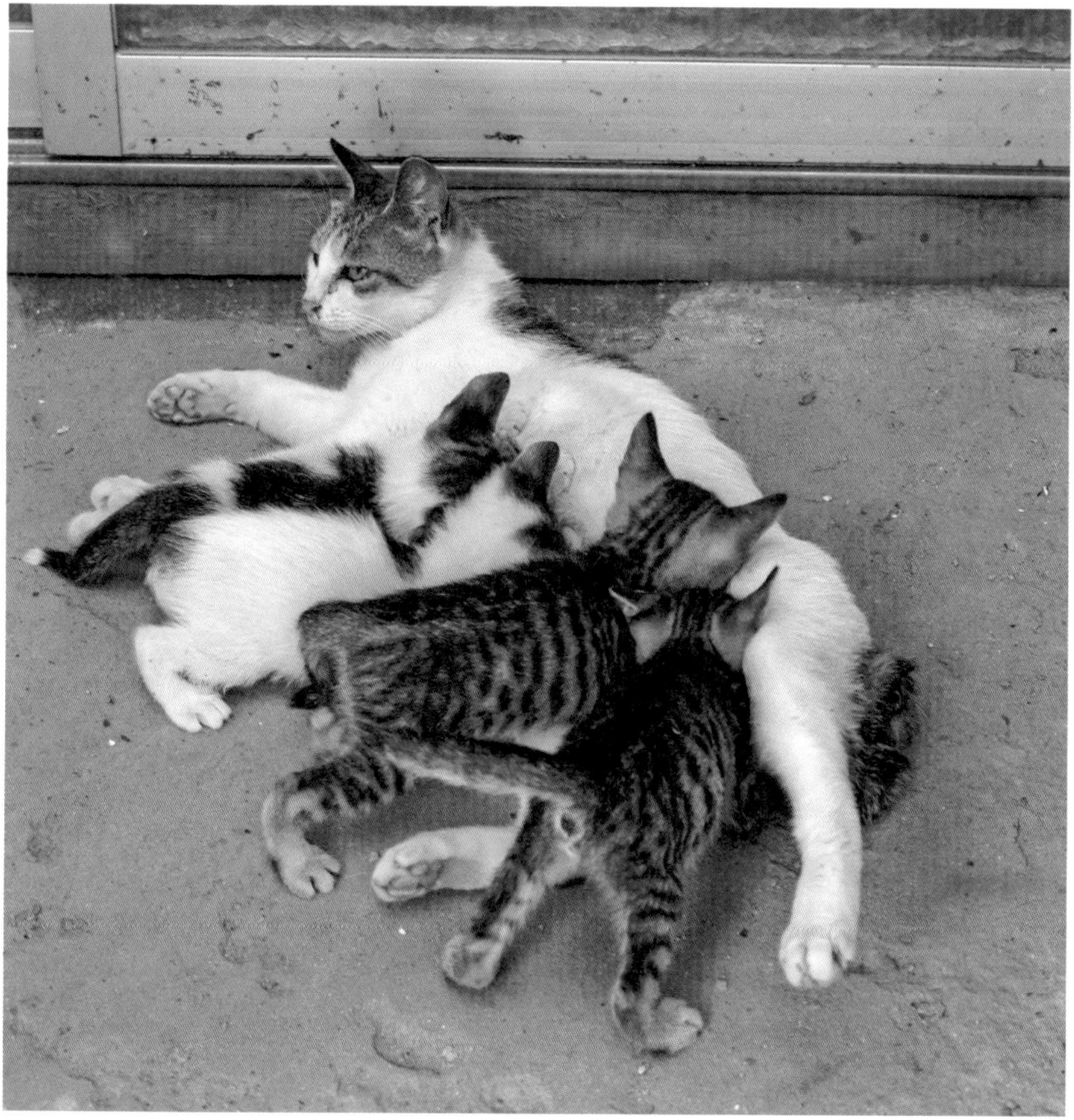

ニャン訓

ねこは幸せを感じると瞳が輝き、イキイキとした表情になります。いちばんわかりやすいのは、ごはんをもらえるときでしょう。ごはんの気配を察知するやいなや、目をキラキラさせながらそわそわした様子で近寄ってきます。ねこによっては長いおひげが生えている口元のマズルがふくらんで、笑っているように見えることも。ささやかな喜びがあれば幸福に生きられるということを、ねこは本能的に知っているのかもしれませんね。

慎《つつし》みは畏《おそ》れを本と為《な》す。

【養生訓　巻第一　総論　上】

養生の道は、恣《ほしいまま》に振る舞うことを戒め、ひたすら慎むことである。

恣とは欲に負け、慎まないことである。慎むことは自由気ままに振る舞うことの逆である。慎みは畏れを基本とする。畏れるとは大事にすることをいう。

俗のことわざに「用心は臆病にせよ」というものがある。唐代の名医、孫真人《そんしんじん》も「養生は畏るるを以て本とす」と語る。畏れ慎むことこそが養生の要なのである。

解説

貝原先生は、修身と礼法を記した『大和俗訓《やまとぞっくん》』にて「人は天地自然のなかで生まれ、自然の恵みを享受することで生きていることを忘れてはならない」という主旨の言葉を残しています。

つまり「畏れる」とは、人の力ではどうすることもできない自然の摂理を受け入れること。畏れの精神から慎しみが生まれ、欲望に流されず健康を大切にする気持ちを持つことができ、それこそが養生の道だと説いているのです。

新型コロナウイルスによって自由が抑制されている私たちにそのまま当てはまる言葉ですね。

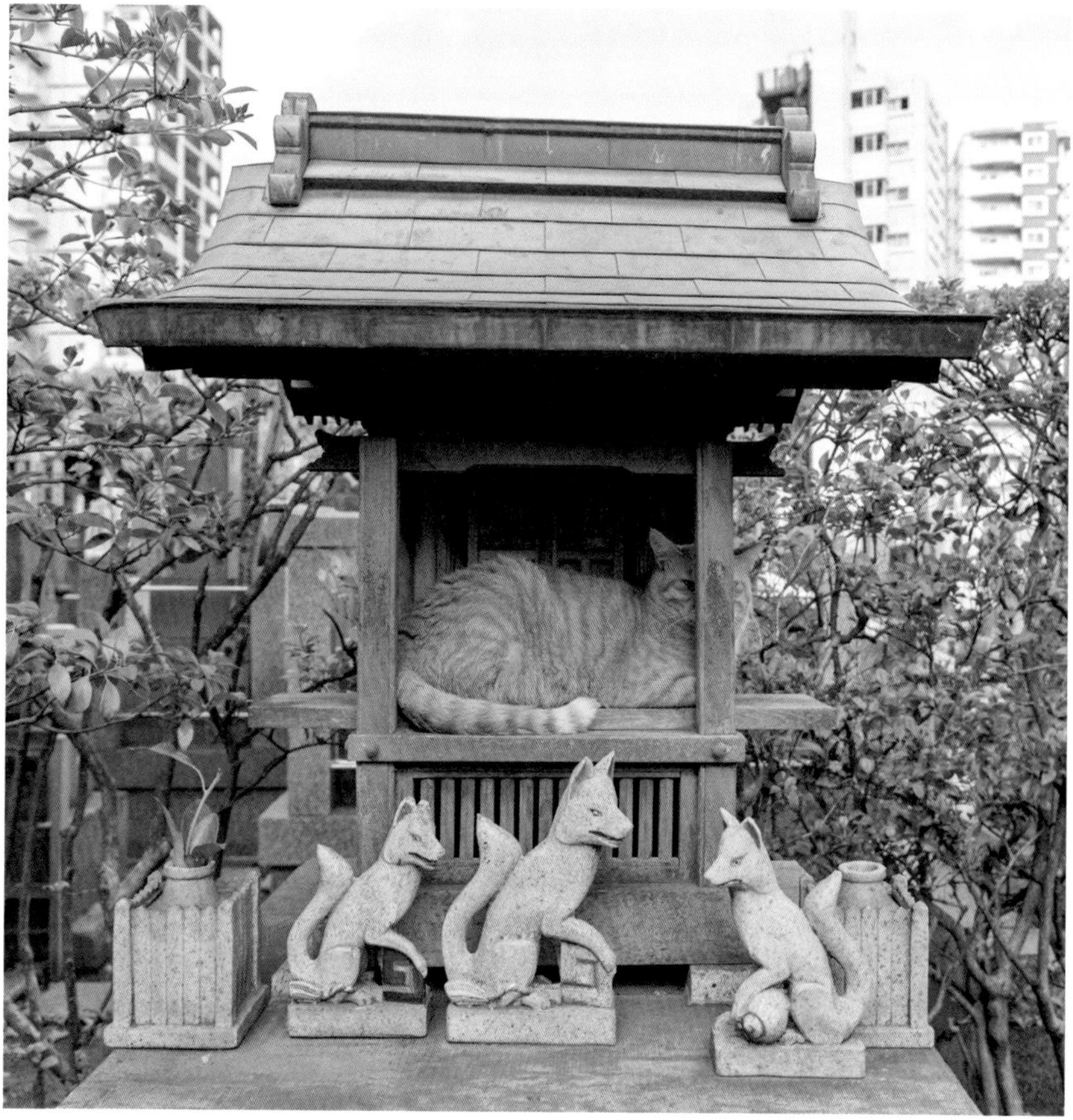

ニャン訓

人間界で恐れられているのが新型コロナウイルスですが、実は、ねこの多くは感染力の高い「猫コロナウイルス」を保有しています。ただし、「コロナウイルス」という名称ではあるものの、2002年に発生したＳＡＲＳと同様、現時点では新型コロナとの関係性は薄いとみなされているようです。多くのねこは猫コロナウイルスに感染しても無症状であることがほとんどですが、稀に下痢などの消化器症状が見られることも。また場合によっては致死率が高い猫伝染性腹膜炎を発症してしまうこともあります。

元気は倹約するべし。

【養生訓　巻第二　総論　下】

気を養うには「嗇《しょく》」の字を用いるのがよい。老子はこの言葉の意味を「嗇は惜《お》しむ也」と語っている。元気を惜しんでむやみに浪費しないことである。

たとえばけち臭い人は財産を余るほど持っていても惜しんで人に与えない。同じように気を惜しめば元気が減らなくなり、長生きが可能になるのである。

解説

貝原先生は、「気」とは人身の根本であり、生命の源であると説いています。

「惜しむ」という言葉は「愛おしむ」にも通じ、自分の身体や命を大切にするという意味が含まれています。自分の身体を愛おしめば、むやみやたらと気を消費することを避け、大切に惜しみ惜しみ使うようになるということです。

ここで重要なのは、「惜しむ」ことと単なるケチとは違うということ。使うべきところにはしっかりと使いつつも、無駄遣いをせず締めるところは締める、「倹約」の意味に近い「惜しむ」なのです。

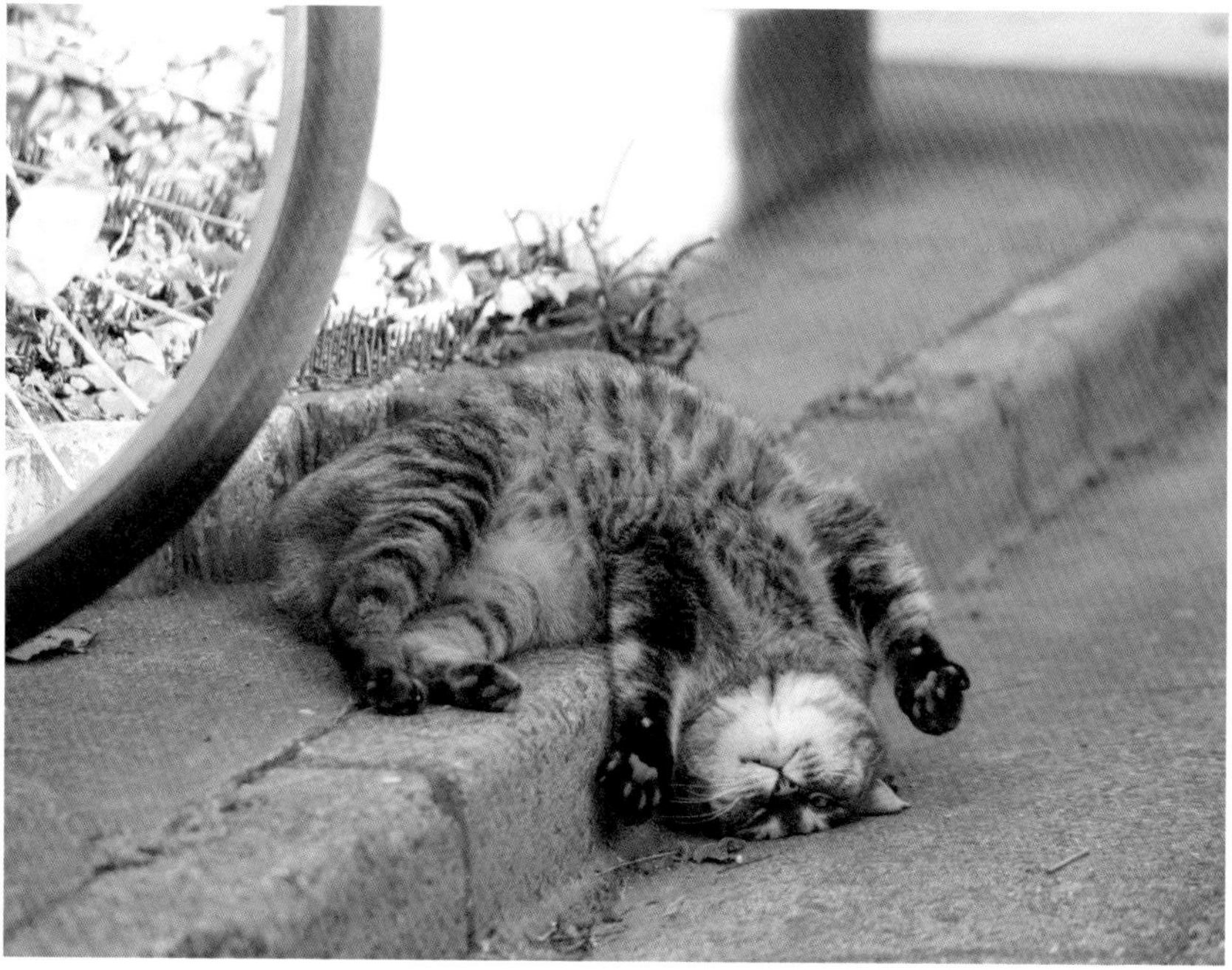

ニャン訓

「ねこ」の語源のひとつに「寝子」があるとされているように、ねこの睡眠時間は長く、子ねこは20時間、成猫でも14時間は眠るといわれています。ただし、長〜い睡眠時間中に熟睡しているのは3時間ほどで、残りの時間はうたた寝をしている状態。肉食動物であるねこは狩りに備えて身体をゆっくりと休め、エネルギーを温存しているのです。大切な瞬間に向けてしっかりと休息をとる姿は、私たち人間も大いに見習いたいものですね。

己を愛せよ。

【養生訓　巻第一　総論　上】

庭に草木を植えて愛でる人は、朝に夕に気にかけて水やりをし、土をかぶせ、肥料を与え、虫を取ってよく養い、その生長をよろこび、衰えを憂える。

草木は軽い存在である。対して自分の身は重い存在である。どうして自分の身を草木ほどにも愛さないでいられるのであろうか。

解説

時として人は趣味や仕事に熱心に入れ込んだり、自分以外の対象に惜しみない愛情を注いだりするものです。そうした情熱に比べると、自身の健康には関心が薄い人が多いのではないでしょうか。貝原先生が嘆いたのは、江戸時代にも同じような人がいたからなのかもしれません。

ただし、当時と違って今は人生一〇〇年時代。医療が進歩して寿命が延びている分、健康維持はより重要性を帯びています。もっと自分の健康に関心を持ち、せめて定期的な健康診断くらいは受けておきたいものです。

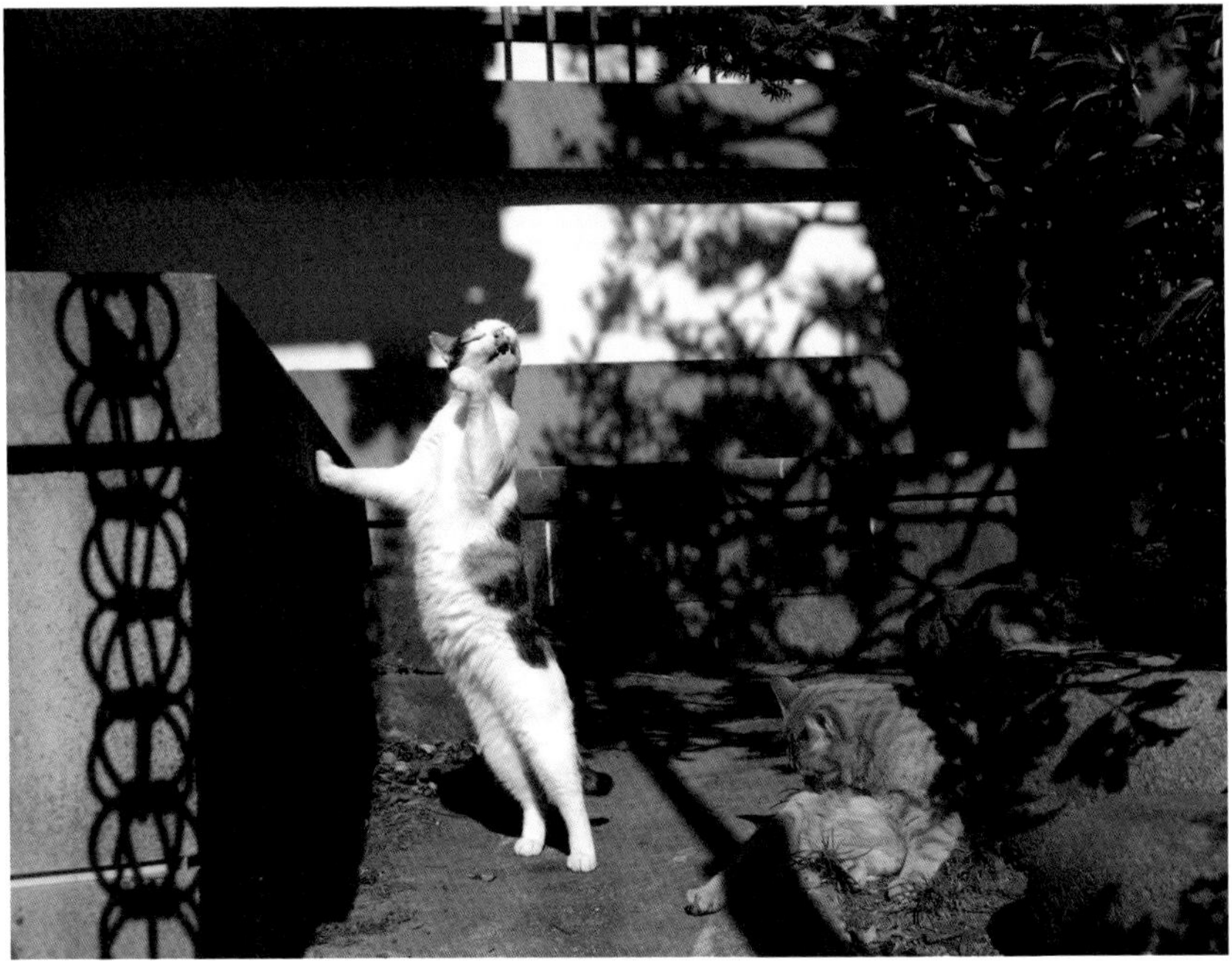

ニャン訓　気持ちよさそうに寝ていたと思ったら突然、遊び始めたり、おとなしく甘えていると思ったら急にプイッとどこかへ行ってしまったり。自由気ままに振る舞うねこの姿からは、自分を大切にする自己愛の高さが感じられます。でも実は、ねこが気分屋に見えるのは人より鋭い感覚をもつ狩猟動物としての本能が原因のひとつだったりします。たとえば、まどろみの最中でもガサガサッとした音を聞くと瞬時に狩猟スイッチが入り、野生モードになります。また、夜中に家の中を走り回ったりするのも野生モードになっているから。ほかにもニオイや音、ヒゲの感触など、ふとしたきっかけで狩猟スイッチがオンになることがあるのです。

口数は少なくすべし。

【養生訓　巻第一　総論　上】

言葉を慎んで、不必要な発言をせず、口数を少なくすべし。多く話せば必ず気が減り、また、精神の安定が失われて元気を損なってしまう。

言葉を慎むこともまた、徳を養い、身を養う道である。

解説

貝原先生は『大和俗訓』のなかで、「言は心の声なり」という古語を引きながら、言葉を慎むことの大切さを説いています。人の心の内側にあるものは口から出るため、言葉を慎めばそれだけ過ちや禍が少なくなるということです。

また、「発言する際には、よく思案してから口に出せば自然と言葉が少なくなる」「言葉は偽ってはいけない」という主旨のこともおっしゃっています。

SNSが発達し言葉が氾濫する現代だからこそ、肝に銘じておきたい養生訓です。

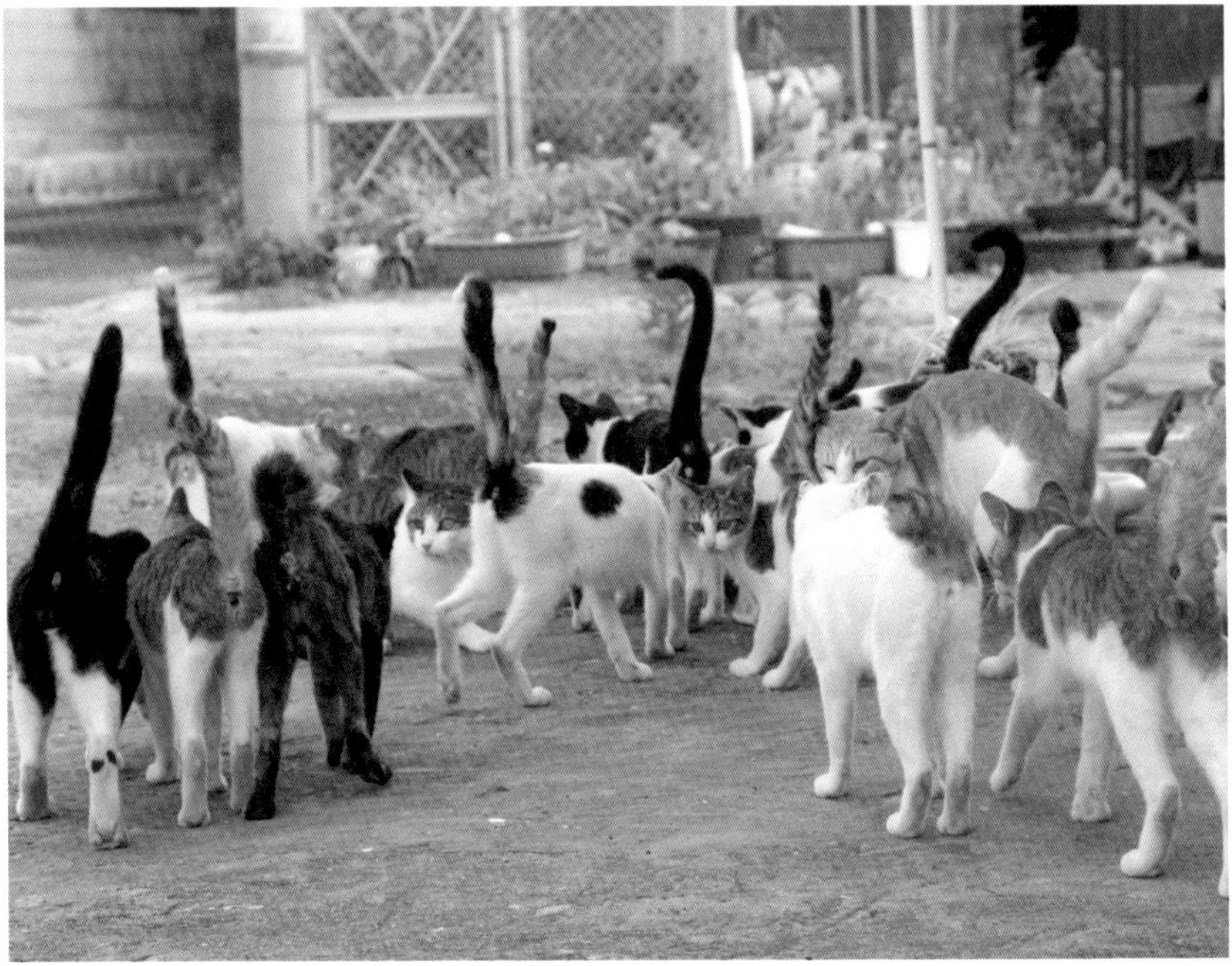

ニャン訓

言葉をもたないねこですが、ねこ同士のコミュニケーションには様々なものがあります。代表的なのは鼻と鼻をくっつける動作で、ねこの世界ではあいさつのようなもの。匂いを嗅いでお互いの存在を確認しているのです。また、ねこは相手のお尻から年齢や体調といった情報を入手するといわれており、お尻の匂いを嗅ぐこともあります。また、じゃれ合って遊ぶことも親しい間柄でのコミュニケーション方法です。

己を過信するべからず。

【養生訓　巻第二　総論　下】

養生の道は過信を戒める。頑丈な身体を過信し、若さを過信し、病気が多少、軽快したことを過信する。これらは皆、禍の元凶である。

刃が鋭いことを過信して硬いものを斬れば刃は折れてしまう。気の強さを過信してやたらに気を使うと気が減ってしまう。

脾腎が強いことを過信して飲食や色欲に溺れると病となるのである。

解説

進行すると命に関わる病気でも、早期発見・早期治療によって治せる可能性があるものは少なくありません。

たとえば、大腸がんは早期発見できれば対策が取りやすく、完治も期待できます。また、大腸がんに限らず早期に治療を行ったほうが身体的にも経済的にも負担が少なくて済みます。

厚生労働省の調査によれば、二〇歳以上で過去一年間に健康診断や人間ドックを受けた人の平均は約六割ですが、常時雇用者以外では五割以下と低い水準にとどまっています。

自身の健康を過信せず、定期的な健診を受けたいものです。

ニャン訓

ねこがかかりやすい病気のひとつに下部尿路疾患があります。代表例は膀胱が炎症を起こす膀胱炎や、膀胱内にできた尿石が膀胱や尿道を傷つけてしまう尿石症で、オスは尿石症、メスは膀胱炎になりやすいといわれています。また、腎機能が少しずつ失われていく慢性腎不全はねこの宿命ともいえる病気。いずれの疾患も自覚症状が出ないまま進行するサイレントキラーで、目に見える症状が出るころにはかなり進行しています。日ごろからトイレの様子や飲水量などに注意し、早期発見を心がけたいものです。

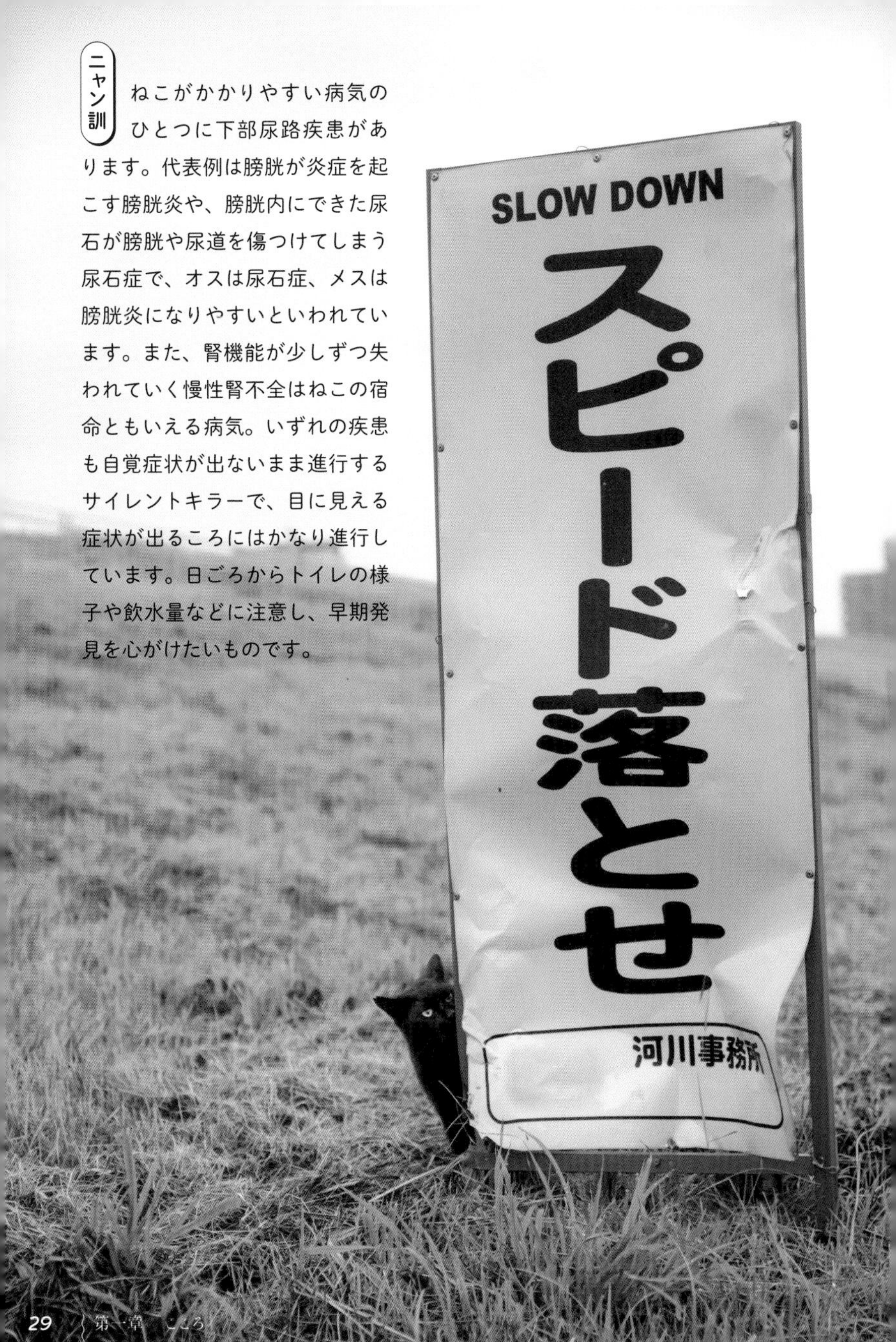

己の力量を知るべし。

【養生訓　巻第二　総論　下】

すべてのことにおいて、皆、自分の力量を自覚しなければならない。力が及ばないのに無理をしてその業を行うと、気が減って病気になってしまう。自分の能力以上のことをしてはならない。

解説

集団主義が強い社会では、個人が背伸びしすぎると疎まれやすい風潮が生まれるものです。しかし、かつて出自が低かった豊臣秀吉が天下人まで昇りつめたように、大きな目標を持つことは、決して悪いことばかりではないはずです。

ただし、どのような場合でも目標達成にはそれぞれのステージにおける成長の積み重ねが必要です。秀吉も織田信長に仕官しながら徐々に頭角を現していきました。

この養生訓は、「もし心身に不調が現れているなら、今できること以上のことをしようとしているかもしれないので、まわり道や他の方法を模索すべき」とも解釈できそうです。

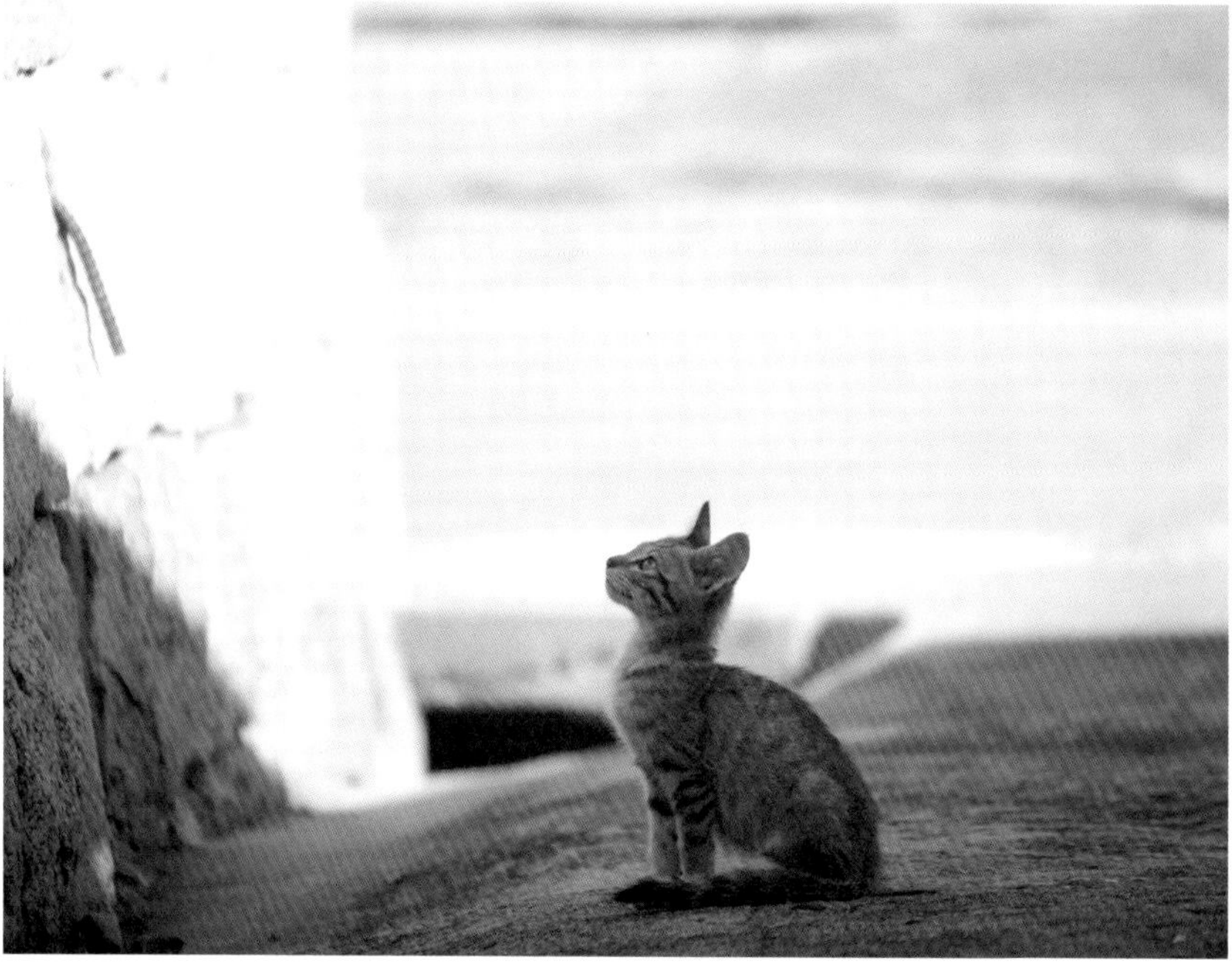

ニャン訓

そのかわいい姿からは想像しにくいですが、ねこは非常に高い身体能力を秘めています。たとえば、聴力は人間の約3倍、嗅覚は約20万倍ともいわれています。動体視力もすぐれており、テレビの映像はコマ送りのように一枚一枚の画像として見えているようです。また、しなやかな体軀と強靭な筋肉によって走る際の最高速度は時速50km程度といわれており、身体の5倍程度の高さの場所なら助走なしで飛び乗ることが可能。一流のアスリートでも不可能なことをたやすくこなせる力量を持っているのです。

心穏やかに過ごすべし。

【養生訓　巻第二　総論　下】

心を穏やかにし、気を和やかにし、言葉を少なくして静かに過ごす。これは徳を養い身を養う。

両者の方法は同じである。言葉を多くすると心が騒いで気が荒くなり、徳を損ない、身を損なう。その害もまた同じなのである。

解説

人間の体内にはたくさんの神経があり、そのうち内臓の働きや体温などをコントロールしているのが自律神経です。自律神経には交感神経と副交感神経があり、健康維持には二つの神経のバランスが重要です。

たとえば、休息したいときに高揚状態が続くと心と身体を活発にする交感神経が優位となり、心身はなかなか休まりません。自律神経を整えるためにも、日ごろからゆったりとした気持ちで過ごしたいものです。

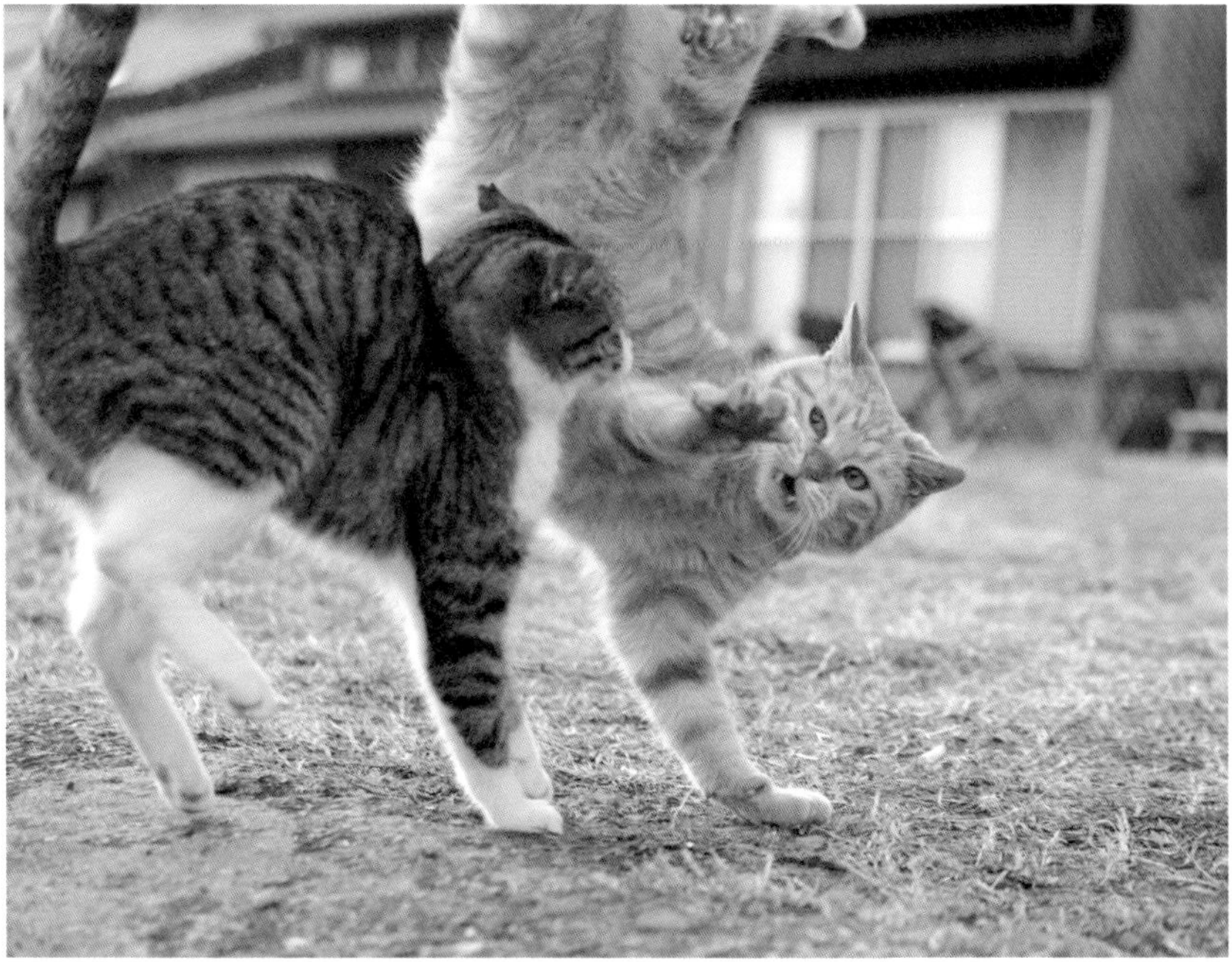

ニャン訓

ねこの気持ちや感情は、耳やしっぽの動きからわかります。耳がピンと立って正面を向いていたり、しっぽを上に立てているのは気分が安定している証拠。ただし、しっぽの毛が逆立っているのは威嚇状態のサインです。しっぽを振っているのは不安や葛藤があるときで、耳を伏せているのは怖がっているとき、耳が横を向いているのは怒っているとき。耳を後ろに反らせているのは強い怒りや拒否の現れです。特に初めてのねこさんと接するときには、耳としっぽをよ〜く観察してからふれあうようにしてみてくださいね。

快楽に流されるべからず。

【養生訓　巻第二　総論　下】

飲食や色欲の欲望のままに流されていると、初めの少しの間は快楽であっても、後に必ず健康を損ない長い苦痛となる。後の苦労がないことを願うならば、初めから快楽を好んではいけない。

すべてのことは、初めの快楽を求めれば必ず後の禍となる。初めから節度を保てば、必ず後の楽しみとなるのである。

解説

食べすぎや飲みすぎが生活習慣病を招くことは、今や周知の事実ですが、過剰な色欲もまた病の原因となります。江戸時代にはあらゆる性病が存在しており、貝原先生自身、淋病を患ったことを日記に書き記しています。もちろん、治療できる性病は限られていましたから、苦労したに違いありません。

大半の性病は抗生物質で治療することが可能になりましたが、治ればよいというわけでもありませんし、新たな病も現れています。やはり節度を保つことは昔も今も重要なようです。

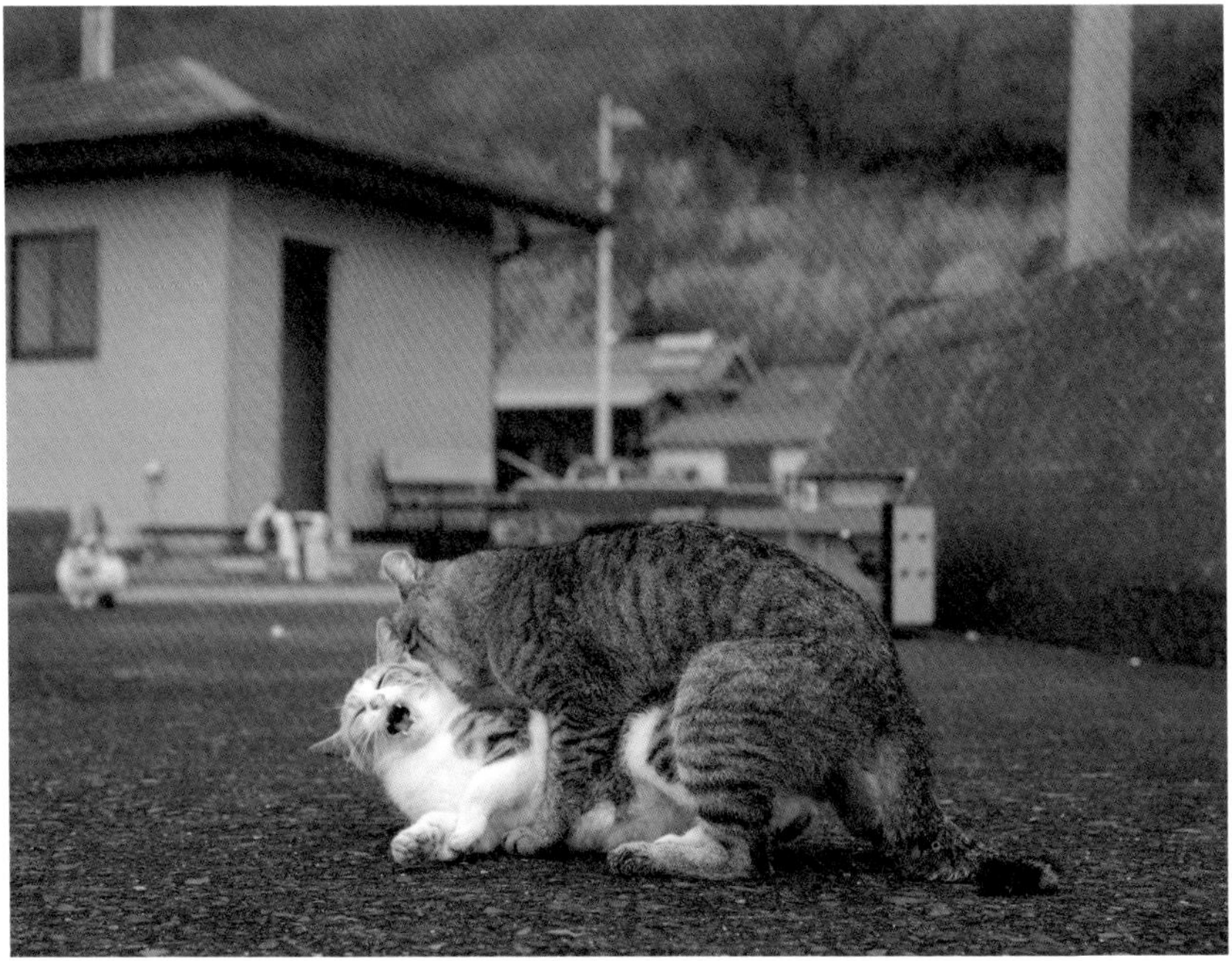

ニャン訓 人間を含む多くの哺乳類は排卵日に自発的に排卵をし、卵子と精子がめぐり合う形で妊娠します。一方、ねこが排卵するのは交尾後。オスねこのペニスの根元には小さなトゲがたくさんついており、交尾時の刺激によって排卵するのです。交尾時の快楽とは別にメスねこにとってはこれがかなり痛いようですが、この刺激のおかげでねこの妊娠率はほぼ100％。発情期は年に2〜4回で、いちばん激しいのが春です。妊娠期間は約2ヵ月なので、6月と7月は子ねこ誕生ラッシュのシーズンというわけです。

奇異を信じるべからず。

【養生訓　巻第六　慎病】

人為を超えた不思議なことや奇怪なことは、たとえ目の前で見たとしても、必ずしも鬼神のしわざとはいえない。

人には精神疾患もあり、眼性疾患もある。こうした病気を患っていると、実在しないものを目にすることが多い。

不思議な出来事を信じるあまり迷ってはいけない。

解説

江戸時代には『宿直草《とのいぐさ》』（江戸前期・作者不明）、『曽呂利物《そろりもの》語《がたり》』（一六六三年・編著者不明）『奇異雑談集《きいぞうだんしゅう》』（一六八七年・編著者不明）など、多くの怪談本が大流行しました。また、「百物語」や「本所七不思議」の伝承、様々な絵師による「百鬼夜行」の浮世絵や絵巻も人気を博していました。

このように幽霊や迷信が広く信じられ、現代ほど科学や科学的な考え方が発達していなかった江戸時代において、実証科学的要素の強い『養生訓』は非常に画期的な書だったのです。

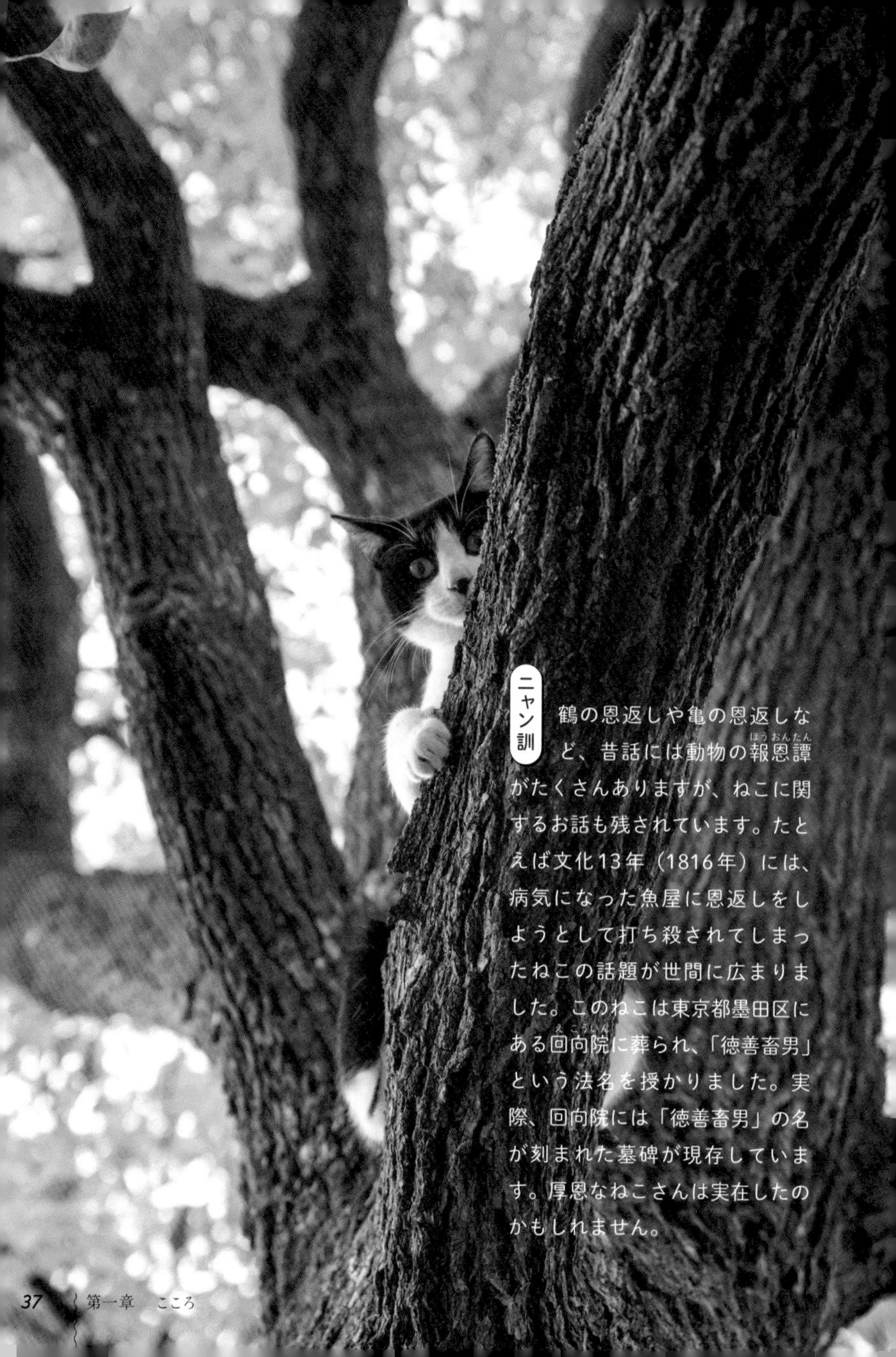

ニャン訓

鶴の恩返しや亀の恩返しなど、昔話には動物の報恩譚《ほうおんたん》がたくさんありますが、ねこに関するお話も残されています。たとえば文化13年（1816年）には、病気になった魚屋に恩返しをしようとして打ち殺されてしまったねこの話題が世間に広まりました。このねこは東京都墨田区にある回向院《えこういん》に葬られ、「徳善畜男」という法名を授かりました。実際、回向院には「徳善畜男」の名が刻まれた墓碑が現存しています。厚恩なねこさんは実在したのかもしれません。

祈るべきは無病息災。

【養生訓　巻第一　総論　上】

世間には富や地位、財産を飽くことなく欲しがり、人にこびたり、仏神に祈る人が多い。しかし、そのような行為には効果はない。

無病長生を願って養生に勤しみ、健康を保とうとする人は稀である。富や地位や財産は外にあり、求めても天命がなければ得られない。

無病長生は自分の中にあり、求めれば得ることができるであろう。手に入りにくいことを求め、得やすいことを求めないとはどうしたことであろう。愚かである。たとえ財産を得られたとしても、多病で短命ならば意味がない。

解説

江戸時代には庶民の間に巡礼が広まり、六地蔵や七福神めぐりといった短期間で参拝できるものから、弁財天百社参り、お伊勢参りなど遠方へ参詣する様々なコースが誕生しました。平和な世の中が長く続いていたため、現代と同様、巡礼の目的は現世利益が中心だったのでしょう。

しかし、健康のありがたさは失って初めてわかるもの。日々、健康を祈る気持ちを持って過ごすことこそが、病気の予防につながるのです。

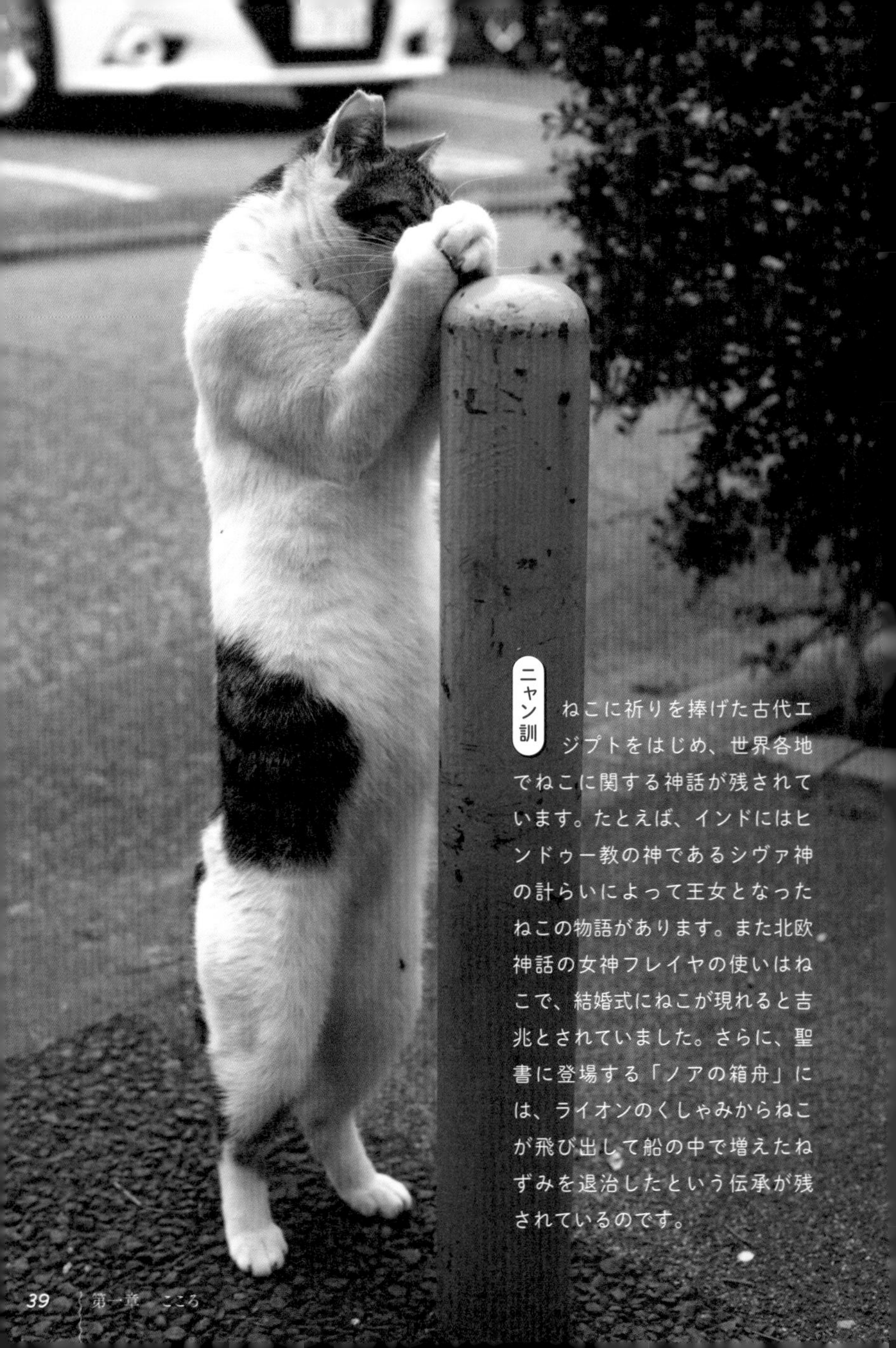

ニャン訓

ねこに祈りを捧げた古代エジプトをはじめ、世界各地でねこに関する神話が残されています。たとえば、インドにはヒンドゥー教の神であるシヴァ神の計らいによって王女となったねこの物語があります。また北欧神話の女神フレイヤの使いはねこで、結婚式にねこが現れると吉兆とされていました。さらに、聖書に登場する「ノアの箱舟」には、ライオンのくしゃみからねこが飛び出して船の中で増えたねずみを退治したという伝承が残されているのです。

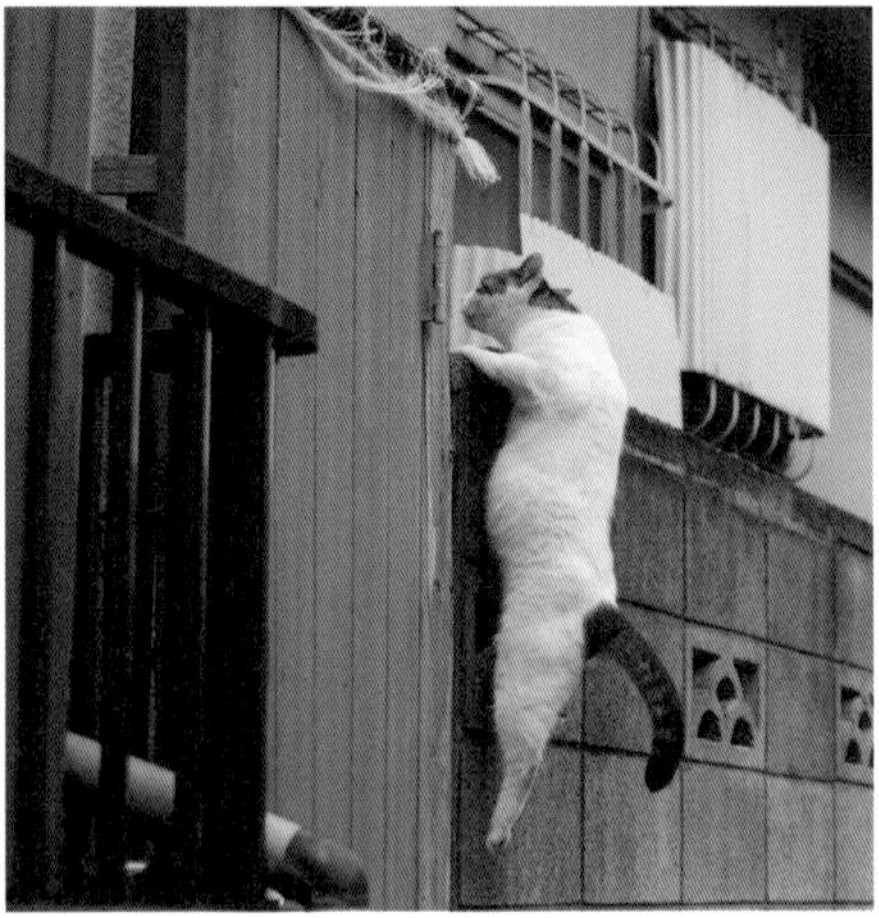

食 第二章

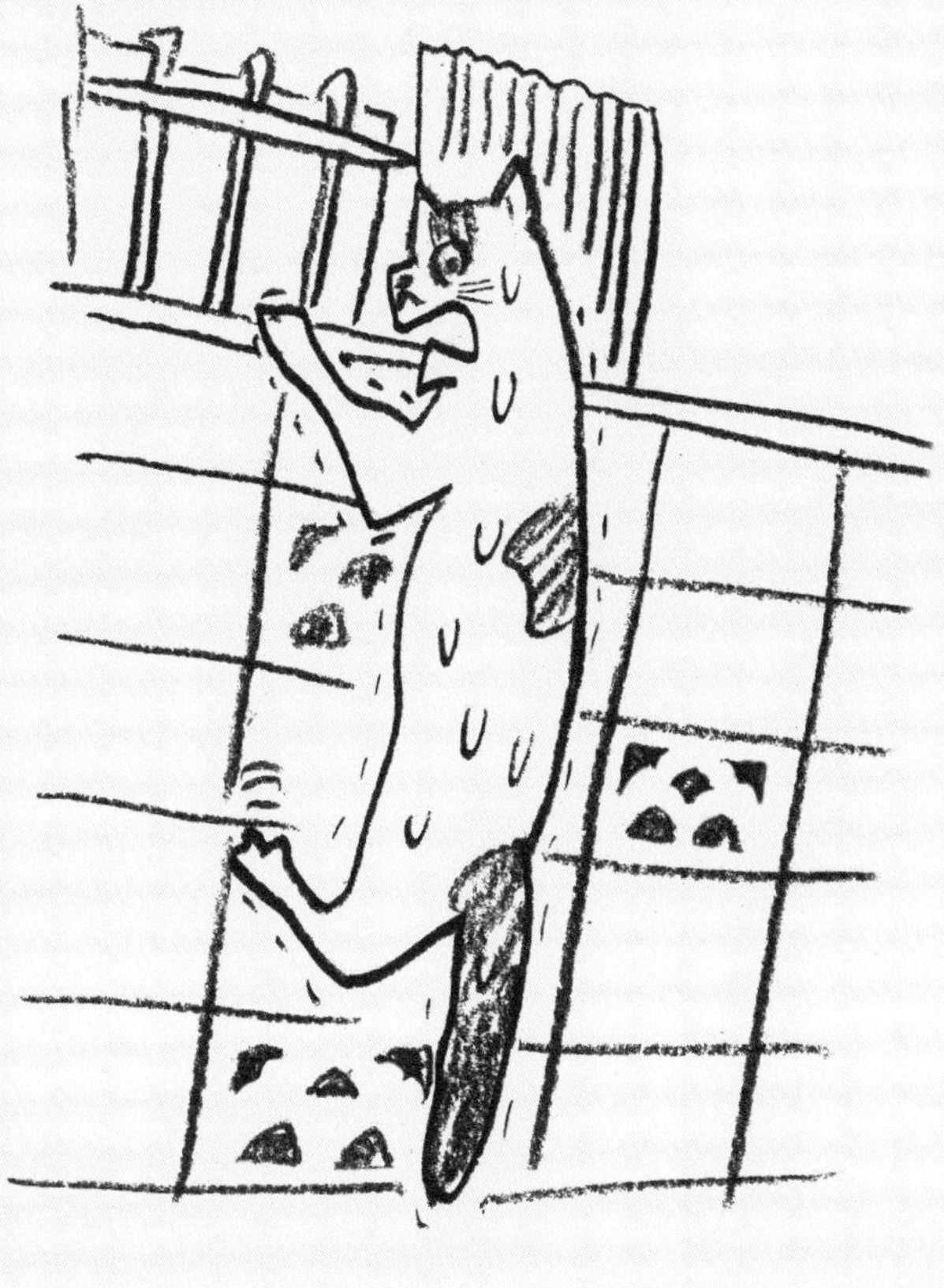

魚は焼いて食らふべし。

【養生訓　巻第三　飲食　上】

胃腸の弱い人は生魚を焼いて食べるのがよい。煮魚よりもつかえない。小魚は煮て食べるのがよい。大きな生魚は焼いて食べ、または煎酒を熱くして生姜やわさびなどを加えたものに浸して食べると害がない。

解説

医療が現代ほど身近ではなかった江戸時代の人々にとって、体調を崩すことは生死にかかわることでした。特に、保存や流通が未発達であった当時、当たる可能性がある生魚を口にすることは怖いことだったのかもしれません。病弱な人や高齢者など体力が落ちている人ならなおさらです。

そのため、貝原先生はすぐれた殺菌効果をもつ生姜やわさびの使用をすすめているのです。

現代人でも「体調がイマイチだな……」というときは、牡蠣やサバ、ホタルイカといった当たりやすい食品の生食は避けましょう。おいしいんですけどね。

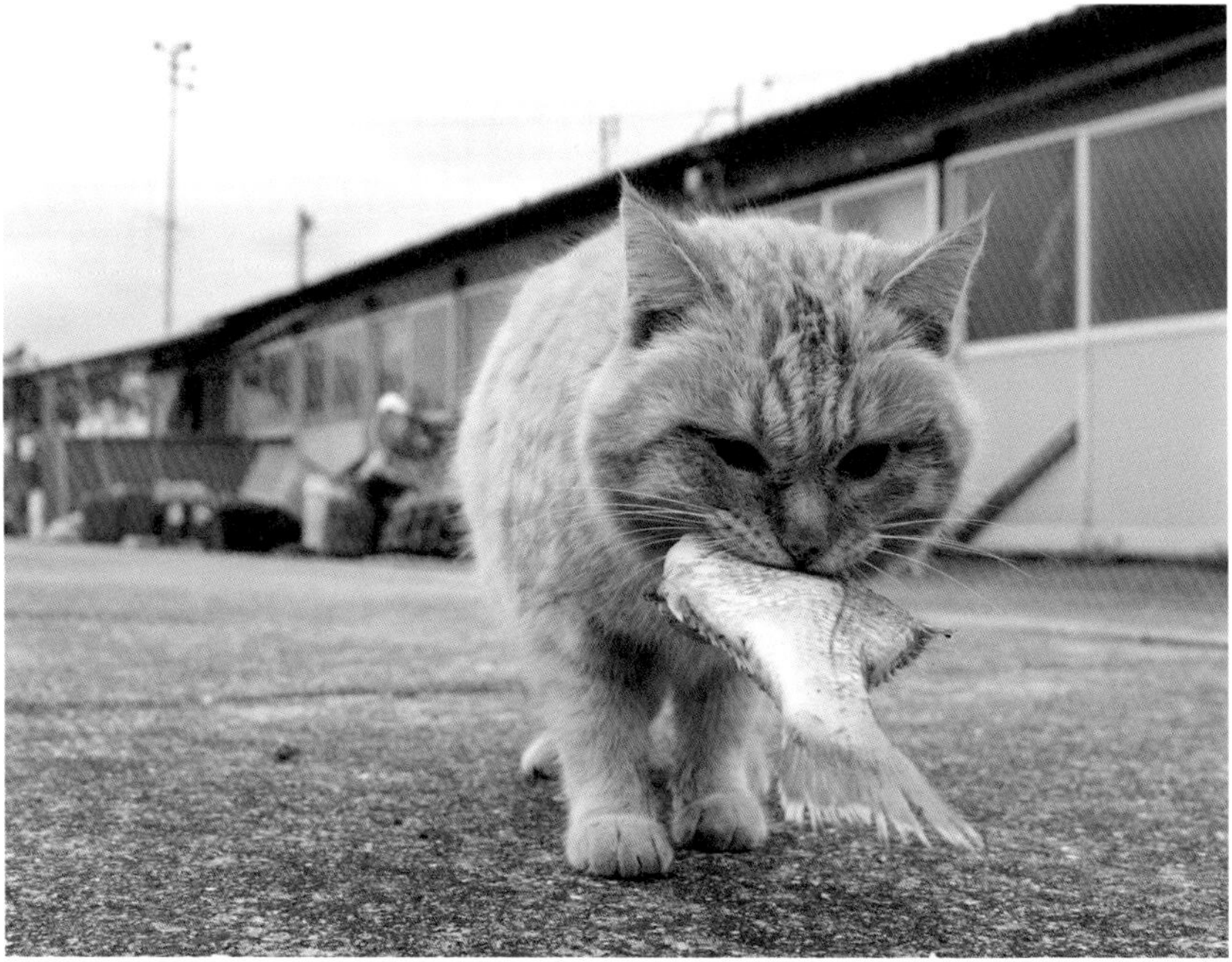

ニャン訓

海外では「ねこ＝肉」という認識があるようですが、日本では「ねこ＝魚」というイメージを持つ人が多いでしょう。これは、日本では肉よりも魚をよく食べる文化があったため、ねこも魚を食べる機会が自然と多くなったからだと考えられます。しかし、本来はライオンやトラと同じ肉食動物であり、健康維持には必須脂肪酸のアラキドン酸をはじめとする肉類に豊富に含まれている栄養素が不可欠です。そのため、魚ばかりを食べていると栄養が偏ってしまい、体調を崩してしまうことも。

大根を食らふべし。

【養生訓　巻第四　飲食　下】

大根は野菜のなかでも最高級のものである。常に食べるとよい。

葉の硬い部分を除き、柔らかい葉と根を味噌でよく煮て食べると脾臓を補って痰を取り、気をよく巡らせる。

大根の辛いものを生で食べると気が減ってしまう。ただし、胃もたれがあるときは少量を食べても害はない。

解説

平安時代中期の律令を定めた『延喜式』に栽培方法や利用法の記述があるほど、大根は古くから日本に根差した野菜です。

江戸時代には鹿児島の桜島大根や三浦半島の三浦大根、練馬区の練馬大根など、各地で約一〇〇種類の大根が栽培され、『大根一式料理秘密箱』という料理本までありました。

大根は年貢で召し上げられてしまう穀物の代わりにごはんに混ぜたり、汁物にしたり、漬物にして保存食とするなど、庶民の大切な食材でした。さらに、咳止めや痰切り、解熱などの効果があるとされ、民間薬としても重宝されていました。

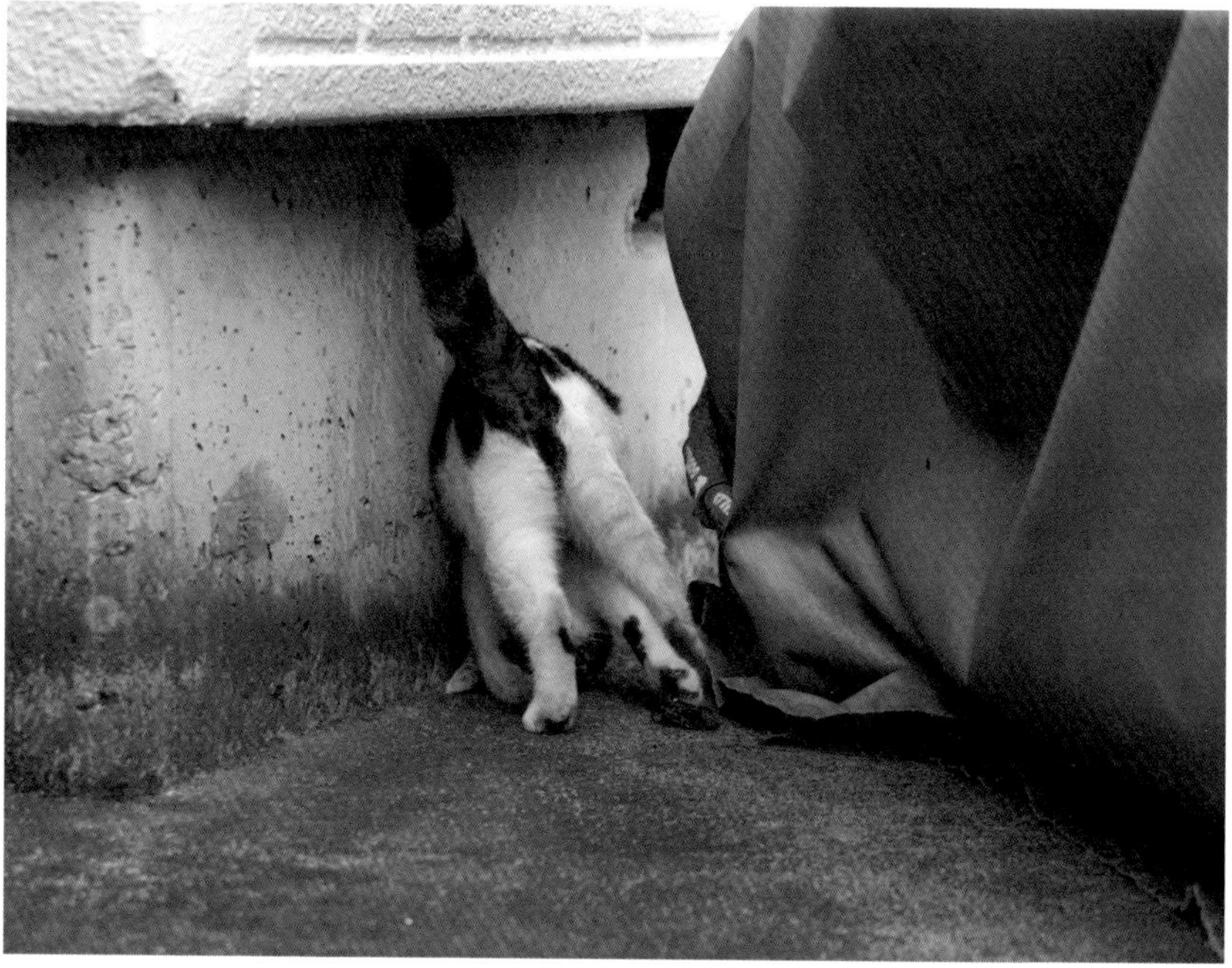

ニャン訓

人間にとっては野菜＝ヘルシーなイメージですが、ねこについてはいまだに不明瞭なものが多いのが現状で、野菜を与えるべきかどうかは諸説あります。ただし、人間にとっては有益でも、ねこには害となる野菜があるので注意が必要です。たとえば、たまねぎやニラ、にんにく、ねぎなどネギ属の野菜は溶血性貧血の原因となり、たまねぎ半分の量でも危険です。大切なねこさんの健康のためにも、絶対に与えないでください。

湯冷ましを飲むべし。

【養生訓　巻第三　飲食　上】

熱い湯は冷まして適温で飲むのがよい。沸騰していない湯を飲むと腹が張ってしまう。

解説

沸騰させたお湯をぬるく冷ました白湯は「湯冷まし」とも呼ばれ、薬の服用や赤ちゃんの水分補給などの定番です。

白湯には飲むだけで得られる健康効果がたくさんあります。たとえば、起床後に白湯を飲むと腸が適度に刺激され便通がよくなります。また、飲むと食道や胃をはじめとする消化器系の内臓が温められて血行が促進されるため、食事のときにいただくと内臓機能がよく働くという効果も。ほかにも冷え性の改善やデトックス作用なども期待できるといわれています。

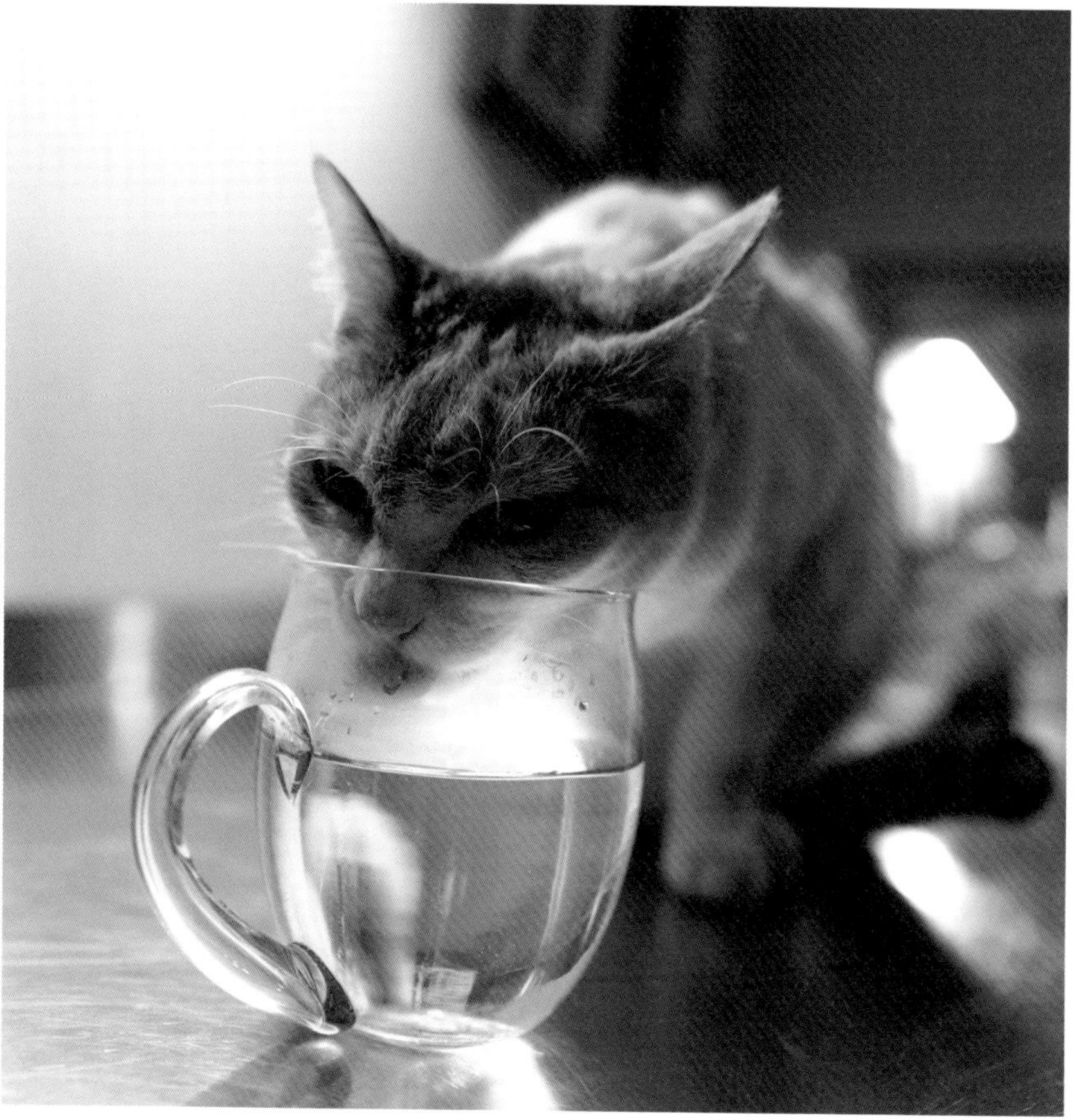

ニャン訓

ねこがすすんで熱い湯を飲むとは思えませんが、実はねこに限らず、人以外の動物の多くは熱い食べ物を好みません。それなのに、どうして「猫舌」と呼ぶのでしょうか。その由来には諸説ありますが、1648年の俳書『山之井』には「ねこじた」の句があり、少なくとも江戸初期には存在していた言葉であることがわかります。当時、ねこはねずみ対策を兼ねた愛玩動物として、もっとも人の身近にいた動物だったので、ねこに温かい食べ物を与えてみる人が多かったということなのかもしれません。

満腹は避けるべし。

【養生訓　巻第三　飲食　上】

珍しく美味な食べ物を食す際でも腹八～九分目でとどめるべし。満腹になると後に禍がある。少しの間、食欲をこらえれば後々の禍はなくなる。

適度に食べてその美味さを知ることは、飽きるまで食べて味を知ることと同じで、かつ後の禍はない。

解説

摂取カロリーの制限が細胞の老化を遅らせることが、複数の研究で確認されています。つまり、「腹八分目」は長生きの秘訣と言えそうです。

ところで、ひとことで「満腹」と言っても、胃の大きさや形は人それぞれ。特に胃の形態にはいくつかのパターンがあり、もっとも一般的な形はアルファベットのJのような形です。Jの下部が深くなると胃下垂となり、食べ物が十二指腸へ進みにくくなります。また、胃の上部が大きく拡張し、アルファベットのGを裏返したような形をした瀑状胃《ばくじょうい》は、さらに食べ物が溜まりやすく、胃もたれや胸焼けといった不快な症状が現れやすくなります。

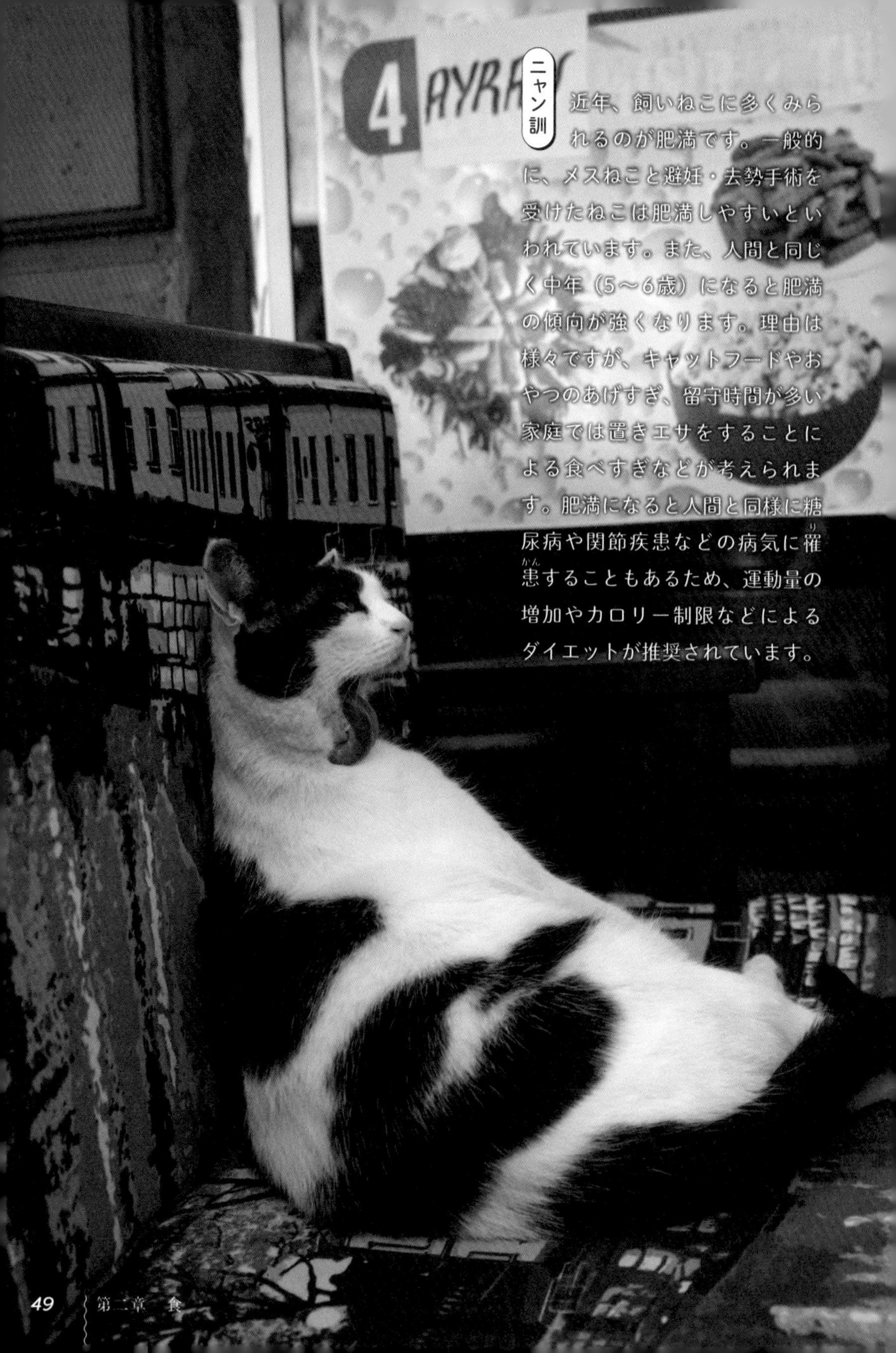

ニャン訓

近年、飼いねこに多くみられるのが肥満です。一般的に、メスねこと避妊・去勢手術を受けたねこは肥満しやすいといわれています。また、人間と同じく中年（5〜6歳）になると肥満の傾向が強くなります。理由は様々ですが、キャットフードやおやつのあげすぎ、留守時間が多い家庭では置きエサをすることによる食べすぎなどが考えられます。肥満になると人間と同様に糖尿病や関節疾患などの病気に罹《り》患《かん》することもあるため、運動量の増加やカロリー制限などによるダイエットが推奨されています。

間食するべからず。

【養生訓　巻第三　飲食　上】

日が短い時期は日中、間食をしてはならない。日が長い時期でも昼食は控えめにするのがよい。

解説

江戸時代は日の出と日没を基準とする不定時法が使われていたので、季節によって昼と夜の長さは異なっていました。

日が短い時期は昼食と夕食の間隔が短くなり、胃腸を休める時間が少なくなります。当時の食事は昼食の量が最も多かったため、なおさら胃腸は休まりません。実は、胃腸に食べ物がある状態では血流の多くが消化吸収に優先的に使われることになり、疲れた身体の組織や細胞の修復が後回しに。

間食はカロリー過多になったり、胃腸を休ませられないだけでなく、肉体の疲労回復にも大きく関係しているのです。

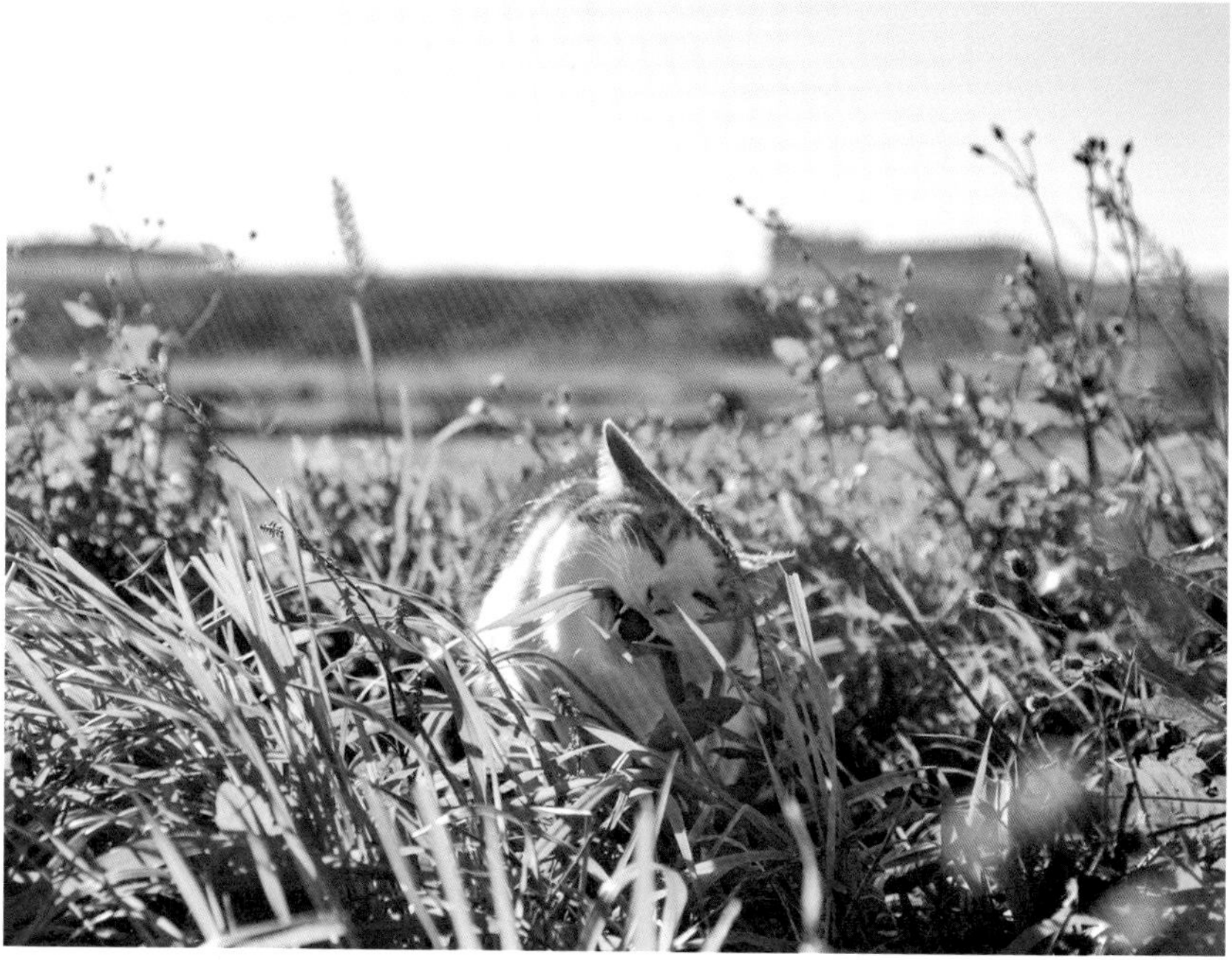

ニャン訓

ねこも人間もおやつが楽しみなのは同じです。ただし、ごはんで栄養を摂っていれば、ねこにおやつは必要ありません。ねこにとっての嗜好《しこう》品は猫草。ねこが食べる草の総称で、特にイネ科の背の低い草を好みます。毛づくろいで飲み込んだ毛を吐き出すために必要だといわれていますが、健康な状態であれば草を食べても食べなくても毛玉は便とともに排泄されます。猫草は「食感がいい」「すっきりする」といった理由で食べるねこさんが多いようです。

夏は冷たきものを控へよ。

【養生訓　巻第三　飲食　上】

夏に瓜類や生野菜を多く食べ、冷たい麺をしばしば食し、冷たい水をたくさん飲むと、秋になって発熱と下痢を伴う症状が現れる。

そもそも病気は原因がなければ起こらない。日ごろから節制しなければならないのである。

解説

人間の胃は三六・五度の環境で筋肉も消化液もよく働くようにできています。キンキンに冷えたビールのような、極端に冷たいものを摂ると胃の内部の温度が下がり、働きが悪くなって消化吸収力が落ちたり、下痢をしたりするのです。

内臓の温度は体温よりやや高いのが理想であるものの、現代人には内臓温度の低い人が増えています。意識的に温かいものをお腹に入れて、内臓温度を上げておきたいものです。

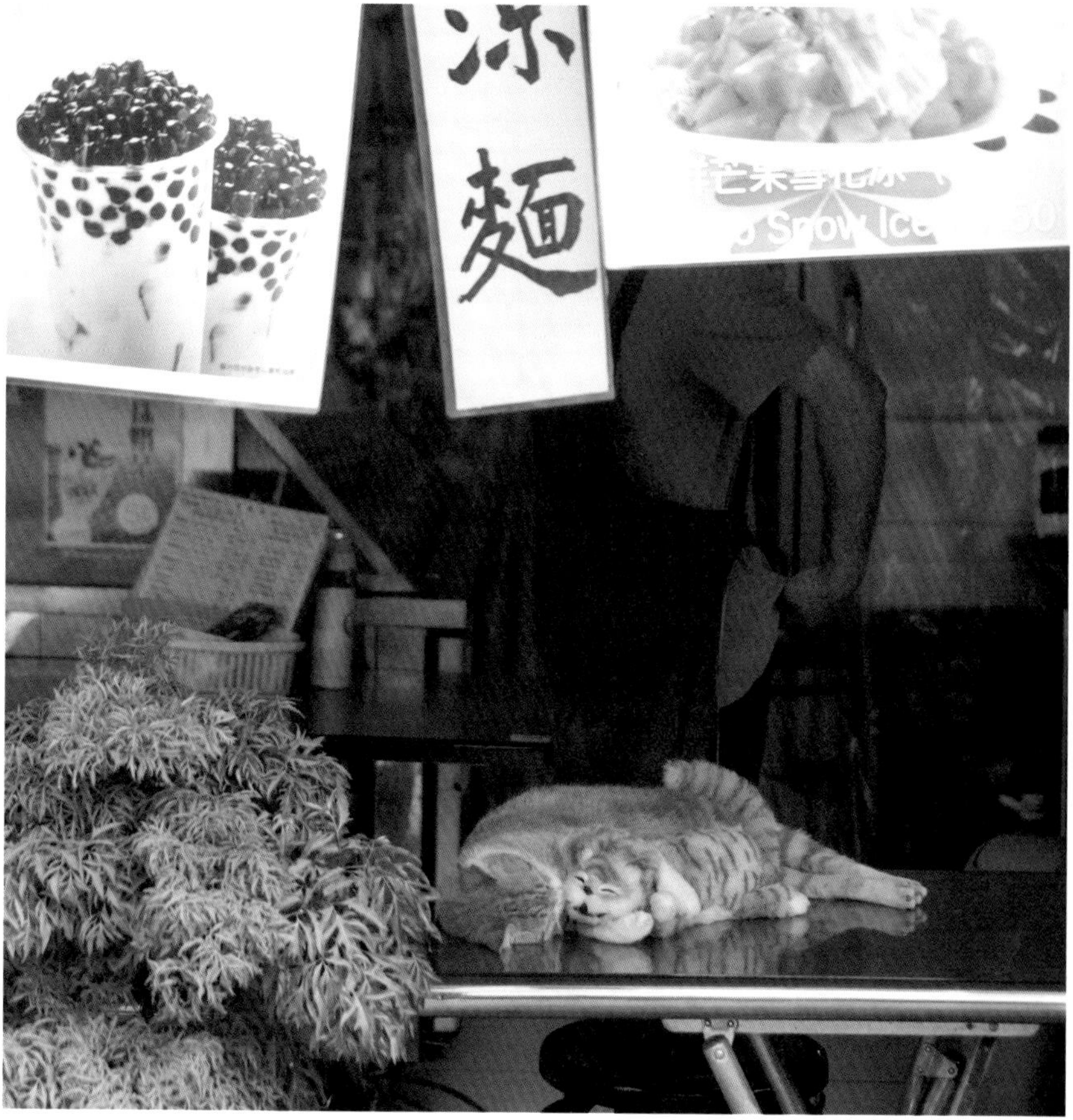

ニャン訓

ねこの祖先は、アフリカ北部や中東の半砂漠地帯などに棲息しているリビアヤマネコだといわれています。砂漠出身のＤＮＡを持つねこは暑さに強いとされています。しかし、気温が体温よりも高く、湿度も高い環境では、体温調節がうまくいかなくなり、人間と同じく熱中症になってしまうことも。また、暑さで食欲が落ちて夏バテになるケースもあります。特に室内飼いのねこさんの場合は、冷房や扇風機などを活用して温度調整をしてあげてくださいね。

多飲は禍《わざわい》となりにけり。

【養生訓　巻第四　飲酒】

酒は天から送られた甘美な恵みである。少量を飲めば陽気を助け、血気を和らげ、食気を巡らし、憂鬱を減らし、興を生じてかなりの有益をもたらす。

しかし、多量を飲むと人を害する。酒ほど人を害するものもない。水や火は人の助けとなるが、時には人に禍をもたらすのと同じである。

解説

日本酒の歴史は古く、稲作が伝わった弥生時代のころには米を原料とする酒が造られていたとされています。

商品としての酒が造られるようになったのは鎌倉時代から。江戸時代後期になって江戸近郊で醸造業が発展するまで、江戸で飲まれる清酒の大半は大坂などの上方から船で運ばれていました。享保一二年（一七二七年）には、江戸へ酒を運ぶ速さを競うレースが開催され、百年以上も続いたのだとか。

ちなみに、江戸時代にはすでに飲酒の習慣があり、自宅で酒を造るためのハウツー本まで出版されていました。

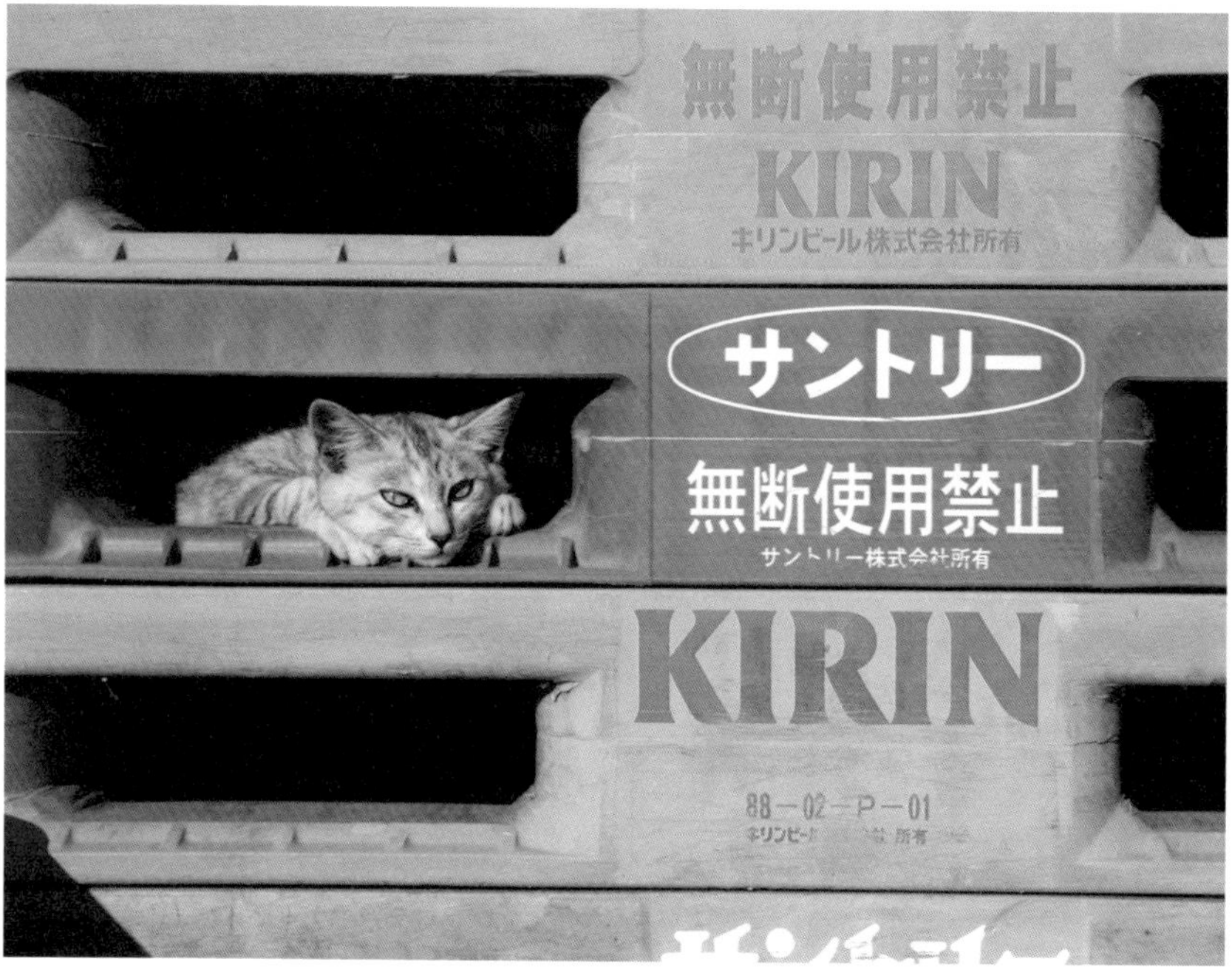

ニャン訓

同じ哺乳類ではあるものの、ねこと人間の身体には大きな違いがあります。たとえば、人間は摂取したアルコールを肝臓で分解して無害にすることができますが、ねこの肝臓にはその機能がありません。そのため、少しでもアルコールを摂取すると体内に残り、健康に悪影響を及ぼします。場合によっては重度の中毒症状を引き起こし、命を落としてしまうことも。ねこさんがお酒を誤飲してしまったら、たとえ元気な様子でもすぐに獣医師にご相談を。

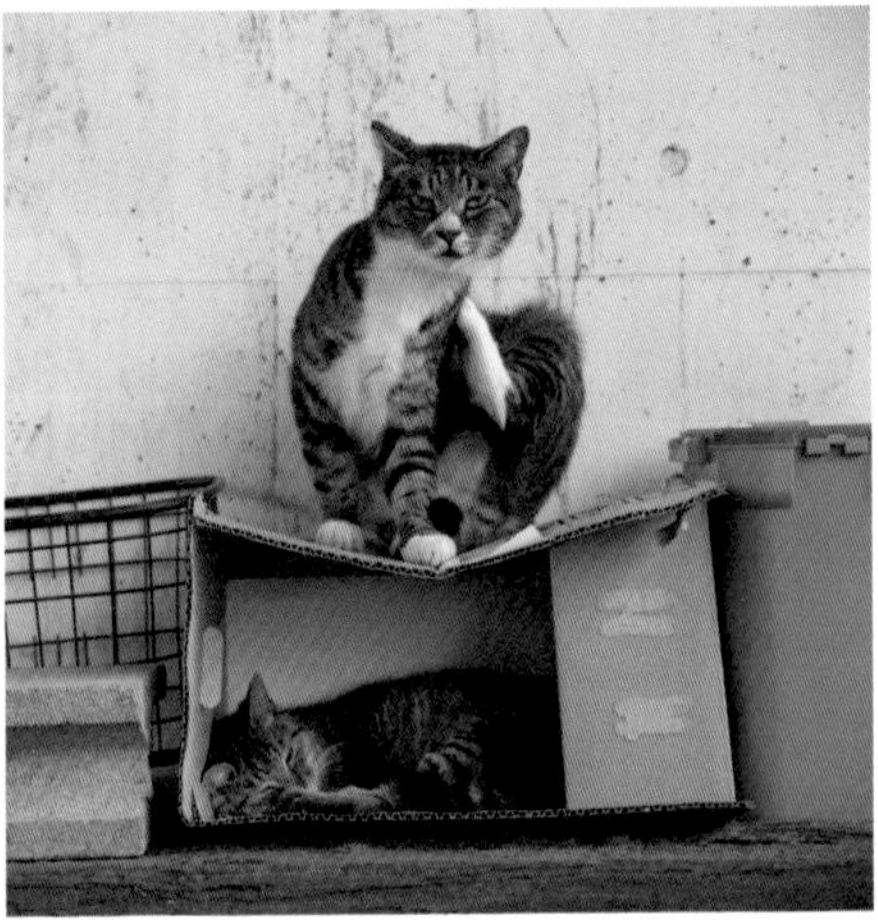

第三章

暮らし

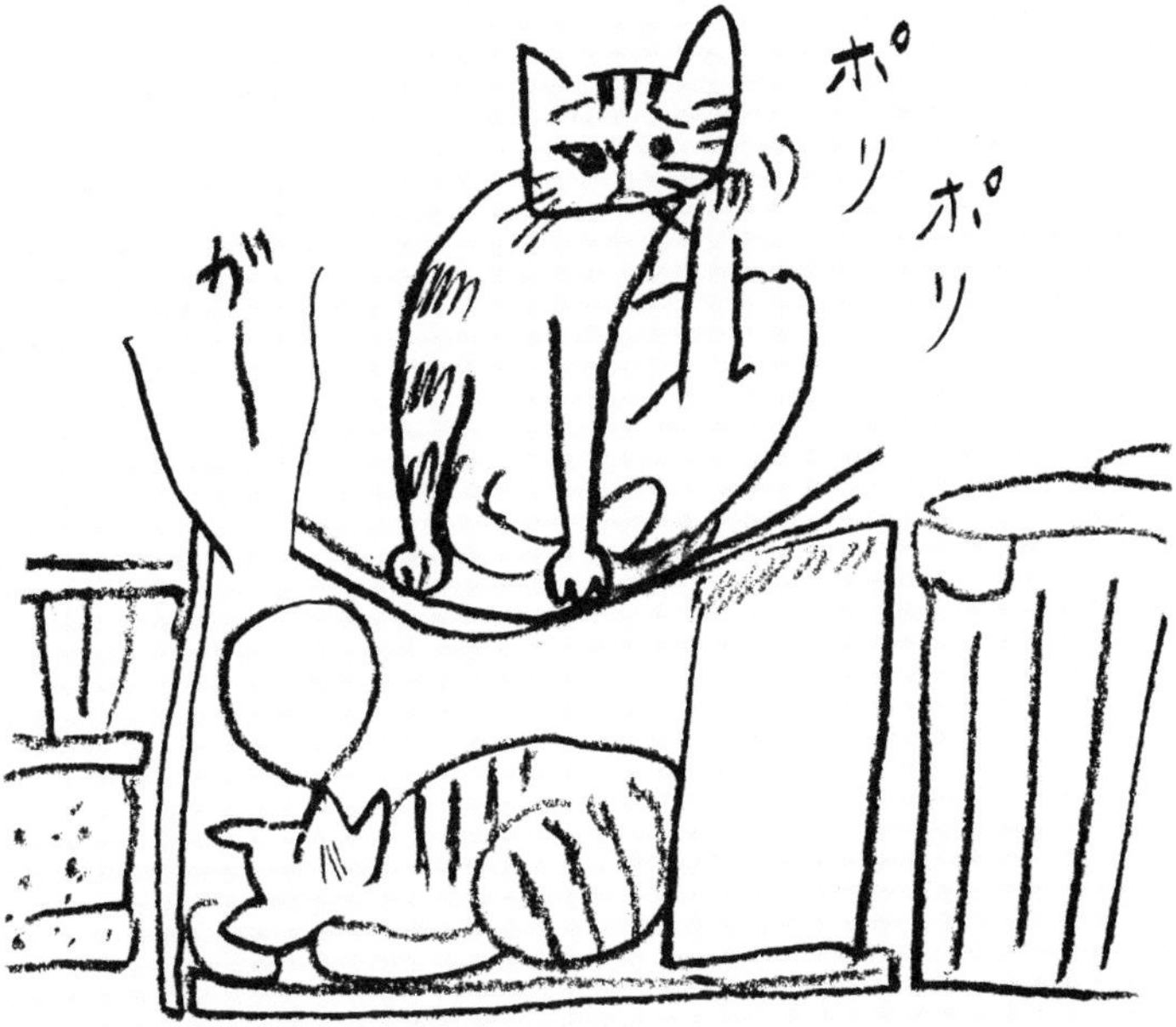

堅さに挑むことなかれ。

【養生訓　巻第五　五官】

若い時分に歯が丈夫だからといって硬いものを食べてはならない。梅や楊梅《やまもも》の種を噛んで割ったりしてはいけない。そのようなことをすると後年、歯を早く失くしてしまう。

また、細い字を多く書くと目と歯を悪くしてしまうのである。

解説

噛みごたえのある食材をよく噛んで食べ、顎《あご》の骨や筋肉を鍛えることは、成長期の子どもには必要です。

しかし、大人が硬いものを噛みすぎると本来の噛み合わせが狂ってしまうことがあり、肩こりや頭痛の原因になるので注意が必要です。また、特定の歯に力が集中したり、歯を食いしばる機会が多いと、歯がぐらついたり欠けたりすることも。

咀嚼《そしゃく》運動は脳に対する刺激ともなっているため、噛めなくなると脳機能が低下する恐れもあるのです。

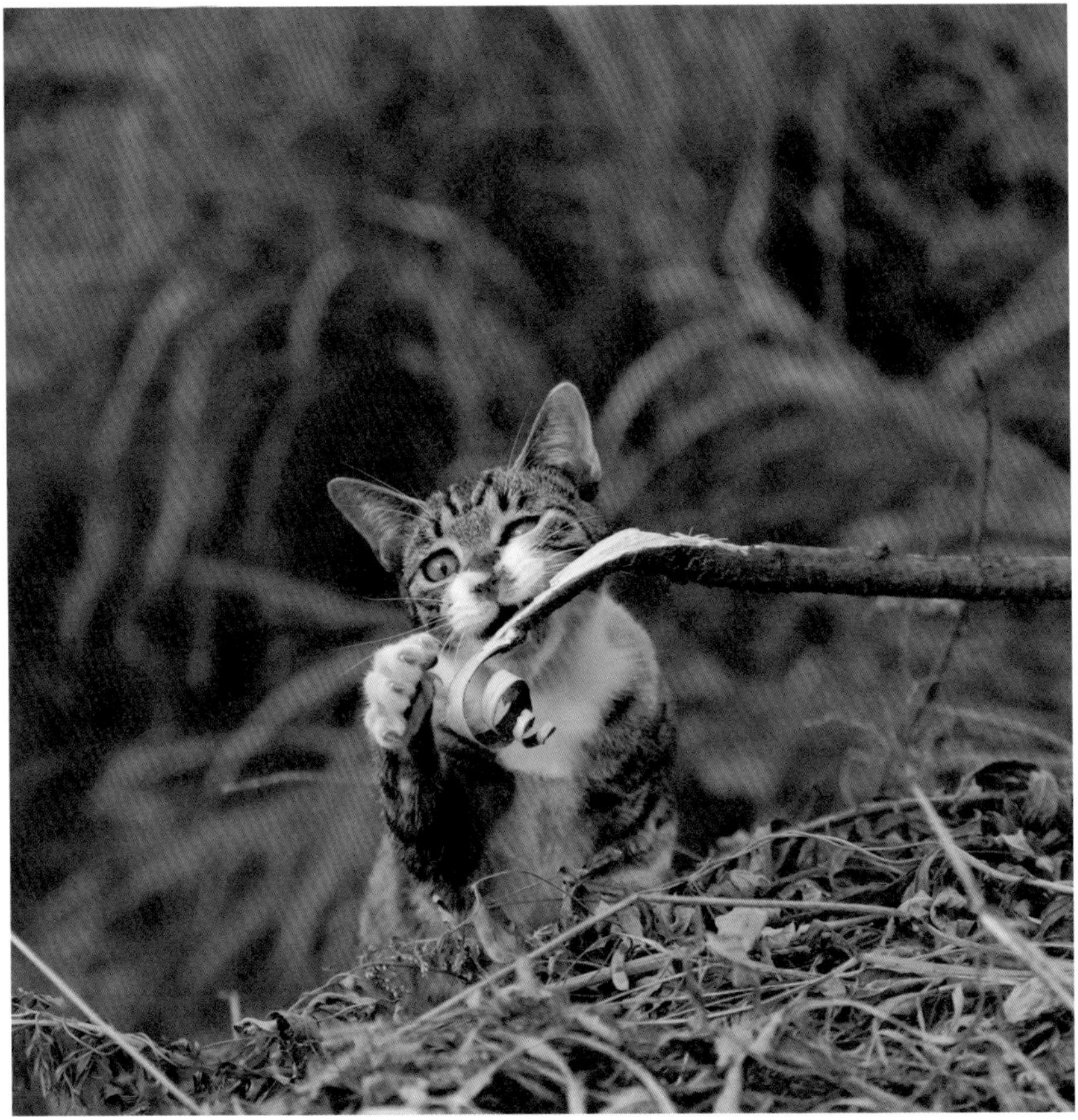

ニャン訓

ねこの歯の病気で多いのは歯周病です。歯周病によって歯ぐきが腫れたり歯がぐらついたりすると、全身麻酔による治療がなされることもあり、まさに命がけ。そのため、人と同じように歯磨きをはじめとする口腔ケアを習慣化することが望ましいものの、嫌がって暴れたりするのでなかなか大変です。最近は指に巻きつけて使う歯磨きシートや歯石除去用のおやつといったねこ用のデンタルグッズが増えており、注目を集めています。

口を開いて眠るべからず。

【養生訓　巻第五　五官】

夜寝るときに衣類で顔を覆ってはいけない。気をふさいで精神の安定を欠いてしまう。

また、就寝時に灯りをつけてはならない。精神が安定しなくなるからである。もし灯りをつけるならば、小さな灯りにして光を覆っておくのがよい。

眠るときには口を閉じなければならない。口を開いて眠ると気が損なわれ、歯が早く抜けてしまう。

解説

睡眠時の環境は、眠りの質に大きく関わっています。

たとえば、目を閉じて眠っていても、周囲の光は網膜に達して脳を刺激します。網膜は弱い光であっても感知するので、脳はゆっくりと覚醒しようとします。ですから、眠るときにはできるだけ部屋を暗くすることが大切です。

また、睡眠時の口呼吸は、口腔内や喉が乾燥するだけでなく、吸い込んだ空気に含まれる病原体や有害物質に対して無防備です。鼻毛や鼻の粘膜によって、そうしたリスクから守られている鼻呼吸は健康維持に有効なのです。

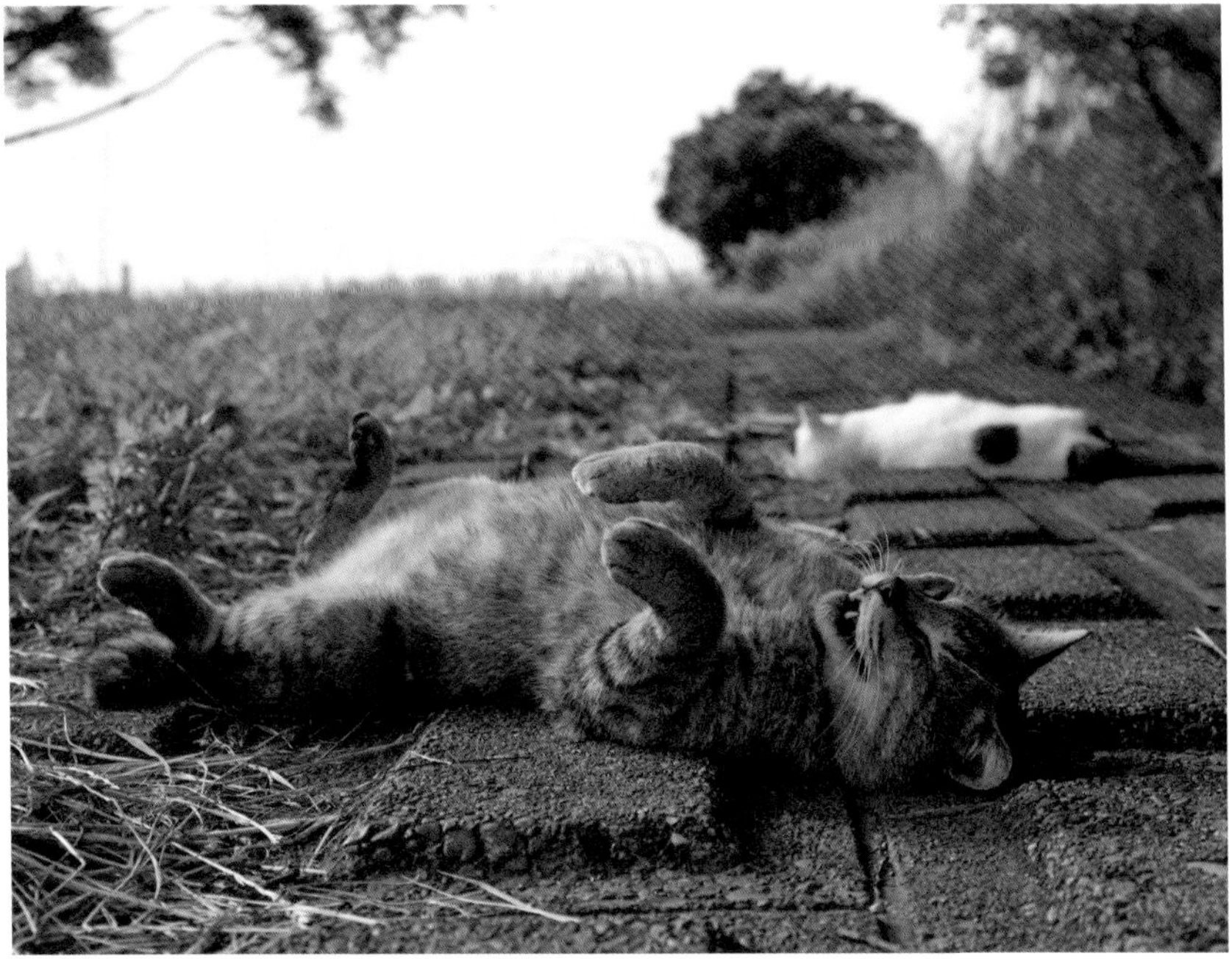

ニャン訓

一日の大半を寝て過ごすねこは、気温と気分のふたつの要素で寝姿を変えています。気温が上がるにつれて寝姿がゆるみ、21度以上になると仰向けになったり手足を伸ばしたりして放熱しやすい寝相をとるようになります。一方、気温が13度以下になると体温が逃げないように身体を丸めて眠ります。ちなみに、弱点であるお腹を丸出しにして眠るのは、安心できる環境でリラックスしている証拠です。

ゆっくりと深く呼吸すべし。

【養生訓　巻第二　総論　下】

呼吸はゆっくりと行い、深く丹田に入れる。慌ただしく呼吸をするのはいけない。

解説

たとえば、血流を促進し、リラックス効果を高めるヨガでは、呼吸法が重要とされています。ゆっくりとした深い呼吸を繰り返すことで自律神経のバランスが整い、ストレスの緩和や睡眠の質の向上、精神の安定など様々な効果が期待できます。

逆に、浅くて速い呼吸は酸素を取り込む効率が悪いため息切れしやすく、さらに浅くて速い呼吸の原因となります。結果的に肺の働きが低下してしまい、代謝が落ちて不調を感じやすくなるという悪循環に陥ってしまうのです。

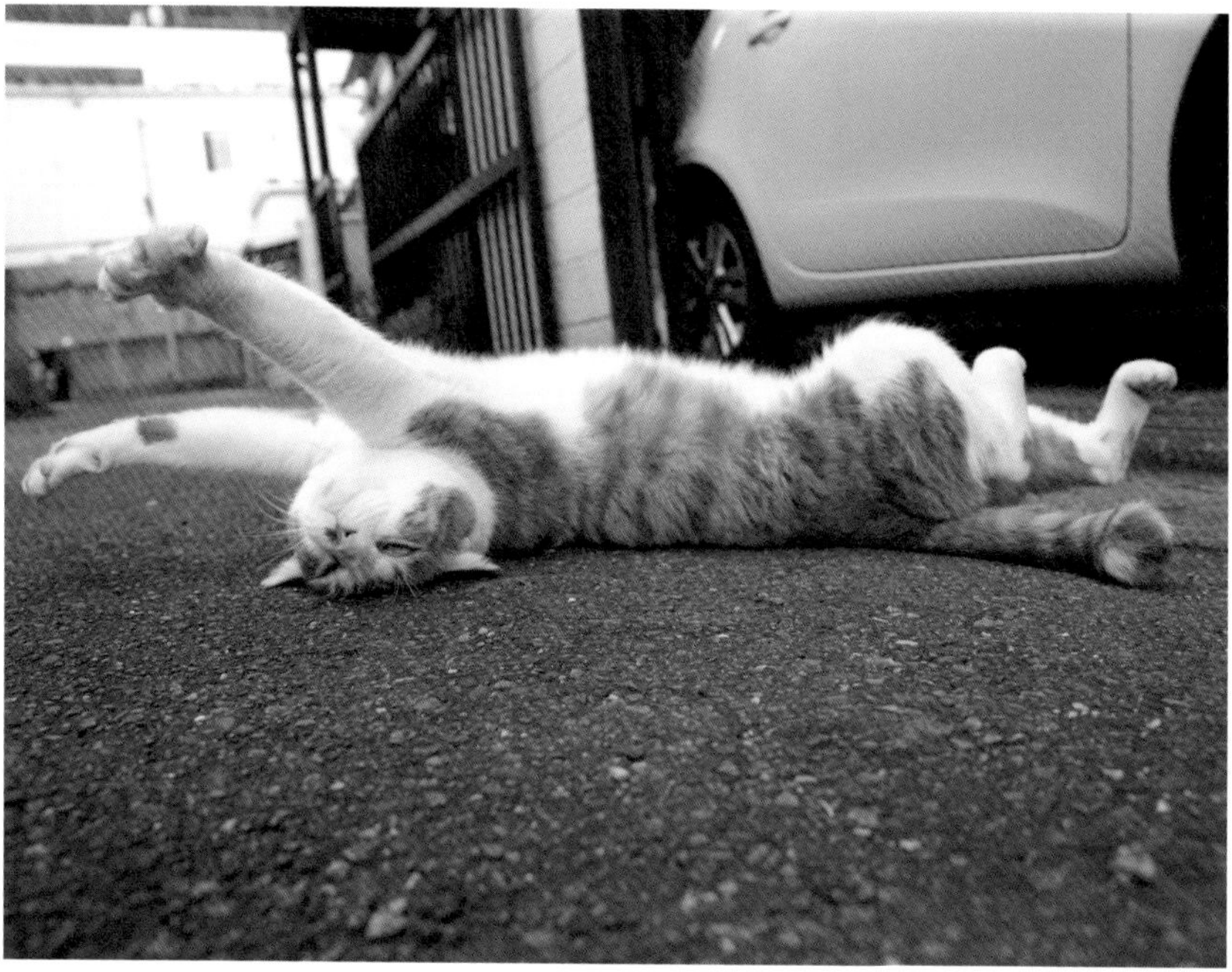

ニャン訓

健康な成人の呼吸数は1分間に12〜20回ですが、ねこの呼吸数は1分間に20〜40回程度。ただし、部屋の中を飛び回るような激しい遊びをした後には呼吸数が上がります。健康なねこは口を閉じて鼻呼吸を行っており、呼吸に合わせて胸やお腹がリズミカルに動いています。安静時の呼吸数が多かったり、口を開けて寝ていたり、胸やお腹が大きく動いているときはなんらかの病気が疑われることも。日ごろから大切なねこさんの呼吸数をチェックしておくと、体調不良に気づくサインとなります。

按摩《あんま》、指圧を怠るべからず。

【養生訓　巻第五　五官】

およそ一日に一度は頭から足まで全身をくまなく、特に関節部分を人に按摩や指圧をしてもらうのがよい。

各場所一〇回程度行うのがよい。まず頭頂部、次に頭のまわり、両眉の外側、眉じり、鼻柱の脇、耳の内側、耳の後ろ側の順に指圧すること。次に耳の後ろ、首の左右を揉む。左側には右手を、右側には左手を使うべし。

また、自分の手で按摩や指圧をするのもよい。

解説

新型コロナウイルスによってパラダイムシフトが着実に進行している今、社会全体が不安定になっています。その結果、ストレスが溜まり、ネガティブな気持ちや考えが悪循環してしまいがちです。

こうした時期におすすめなのが、自分を癒すセルフケア。たとえば、肩や首のつらい部分を指の腹でやさしく押したり、自分の身体を支えてくれている足をもみほぐしたり。目のまわりや顔の輪郭をそっとさすったりするのもいいですね。

寝る前にセルフマッサージを行えば、心地よい眠りにつくことができるでしょう。

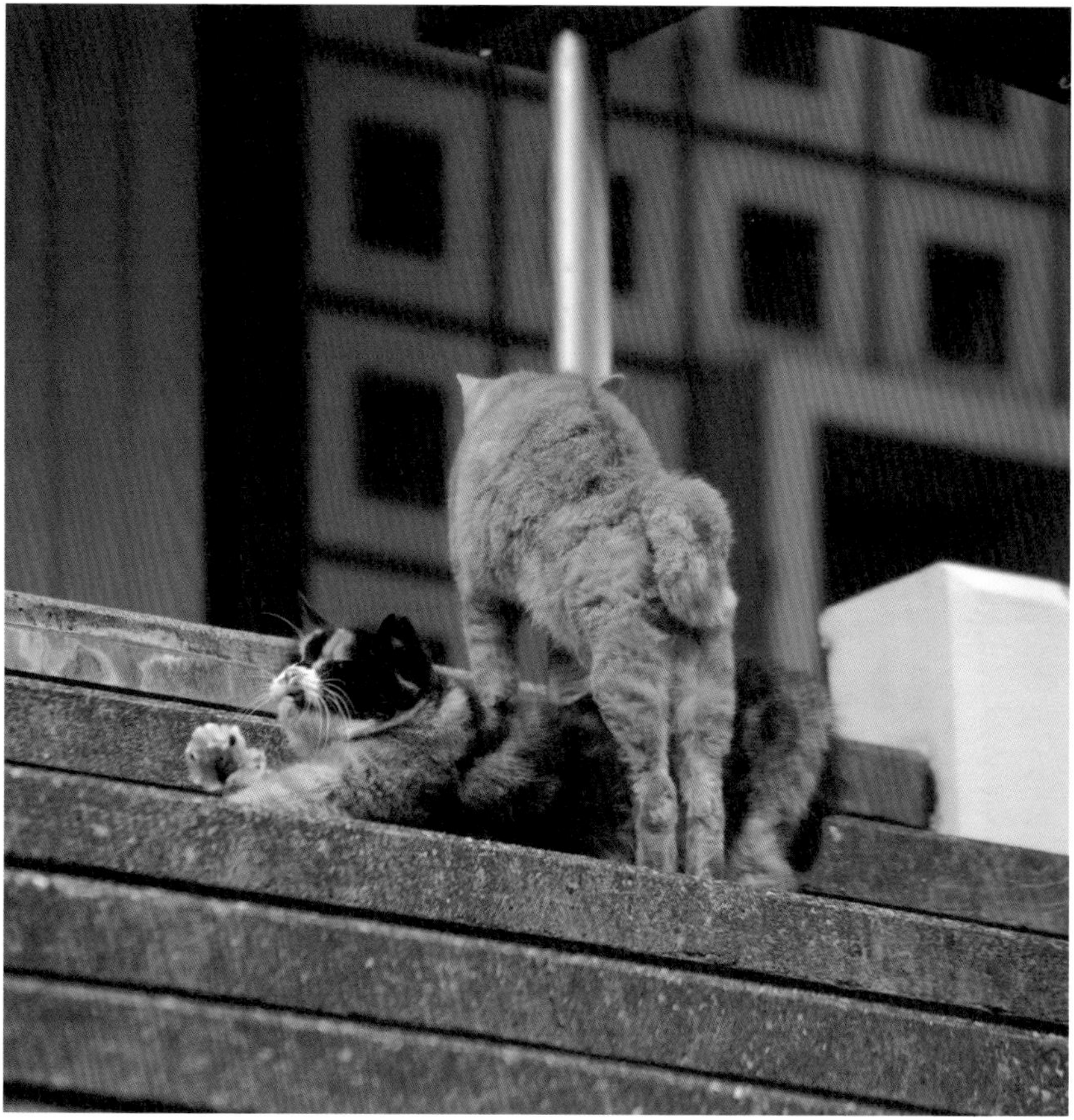

ニャン訓

ねこは毛布や人間の身体に前足を置き、マッサージをするような仕草をすることがあります。ねこと暮らしている人には「ふみふみ」と呼ばれていることの行動は、本来は子ねこが母ねこの乳房を押して母乳を出やすくするために行うものだとみられています。成猫がふみふみをする原因は、はっきりとは解明されていません。離乳が早すぎたり、早い時期に母親と離れたねこに多くみられることから、幼児退行に似た現象ではないかとする説が有力です。ふみふみをすることで子ねこ時代の幸福感に浸っているのかもしれませんね。

食後すぐ横になるべからず。

【養生訓　巻第二　総論　下】

酒や食物の気が消化しないうちに横になって眠ると消化が悪くなり、気がふさがって病気になる。注意しなければならない。

特に昼間は横になって眠ってはいけない。疲れているのならば、座った姿勢のまま後ろに寄り掛かって眠るのがよい。

どうしても横になりたいのであれば、近くに人をおいて少しだけ眠るのがよい。長く寝てしまった場合は近くの人に起こしてもらうこと。

解説

食べたものは食道から胃に運ばれ、胃液で消化された後に十二指腸へ送られます。しかし、食事の後、すぐ横になると食べたものが胃の中に溜まり、場合によっては逆流して胃もたれや胸焼けなどの症状が出ることがあります。貝原先生はこのことを心配していたのでしょう。

一方、消化吸収には胃や腸に大量の血液が必要になるため、食後、横になるのは身体にいいという説もあります。ただし、睡眠時は胃や腸の働きが低下するため、眠らないことが前提です。

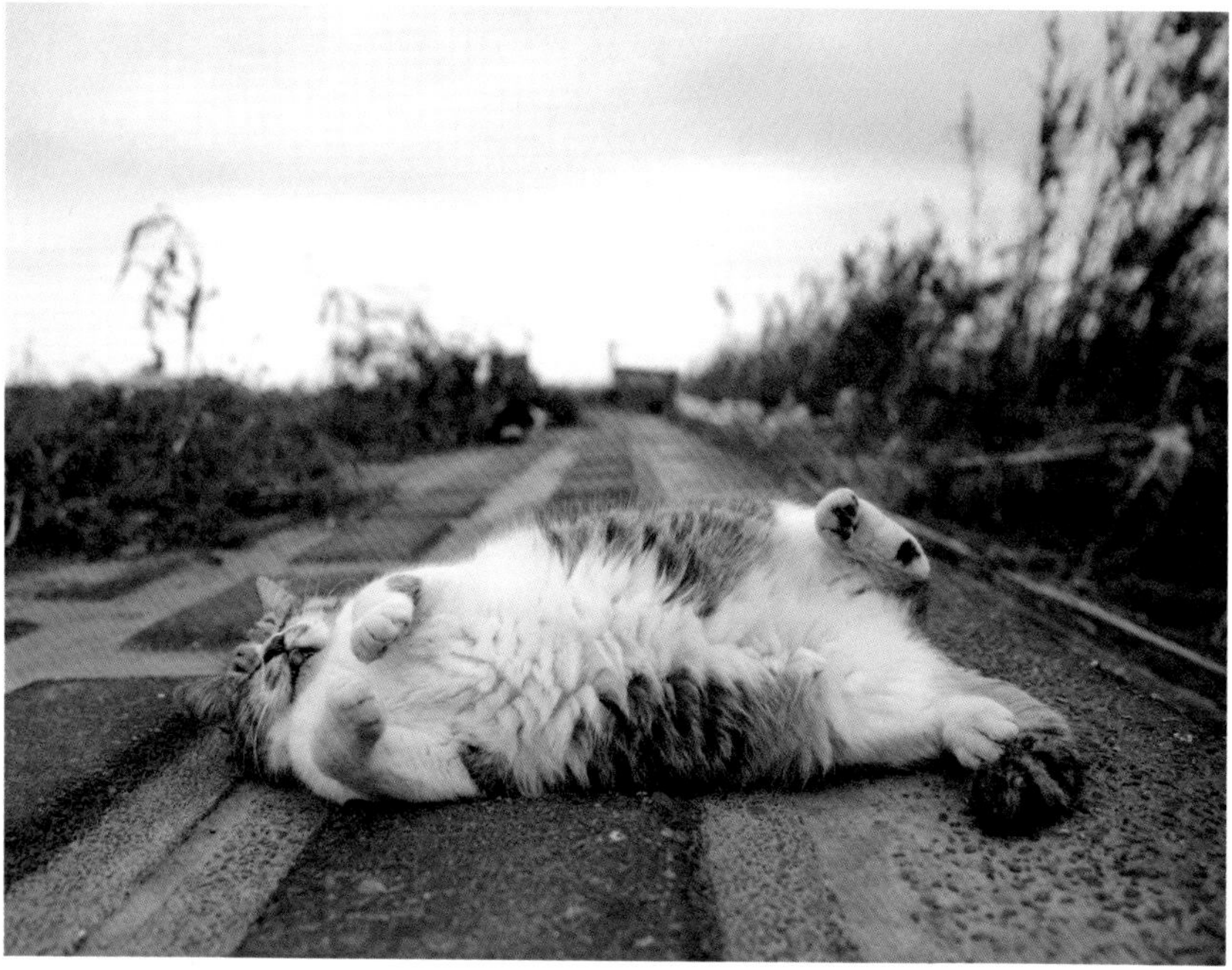

ニャン訓

俊敏で活発な印象のあるねこですが、特に自力でエサを探すねこの場合、お腹が空いていない昼間は横になるなどして休んでいます。彼らが本格的に動き出すのは、エサとなる小動物が活動をはじめる夕方や深夜。飼いねこさんが夜中に駆け回って運動会を繰り広げるのは、そのせいです。もともとねこは、ねずみなどから穀物を守るために家畜化されたため、暗い時間に活動するのも当然。夜、活発なのは連綿と受け継がれてきた習性なのです。

踊りで気を巡らせよ。

【養生訓　巻第二　総論　下】

昔の人は詠歌や舞踏をして血行を促進した。詠歌は歌うこと、舞踏は手で舞い足で踏むことである。

いずれも心を和らげ、身を動かし、気を巡らせて身体を養う。まさしく養生の道である。

今日、気を導引し按摩をして気を巡らせるのと同じである。

解説

江戸時代には各地で盆踊りが盛んに行われていました。また、民衆が仮装をして囃子詞《ことば》を連呼しながら踊り狂った騒動「ええじゃないか」、豊作を願う「蝶々踊り」、現在、福島県いわき市の無形民俗文化財となっている郷土芸能「じゃんがら念仏踊り」など、いろいろな踊りが全国的に大ブームになっていました。

ちなみに、「ええじゃないか」の浮世絵には狐や七福神、「蝶々踊り」の浮世絵には大根の仮装などが描かれています。

江戸時代からハロウィン顔負けのコスプレ合戦が繰り広げられていたんですね。

ニャン訓

全国各地にねこが踊った逸話が残されており、たとえば江戸中期の説話集『真言礦石集』や後期の随筆集『甲子夜話』には、ねこが手ぬぐいをかぶって踊る話が収録されています。実際、江戸時代の浮世絵師・歌川国芳の作品には手ぬぐいをかぶって踊るねこが描かれているものも。ちなみに、国芳は無類のねこ好きで複数のねこを飼い、ねこを抱いて作画していたとも伝えられています。稀代の絵師への親近感がわくエピソードですね。

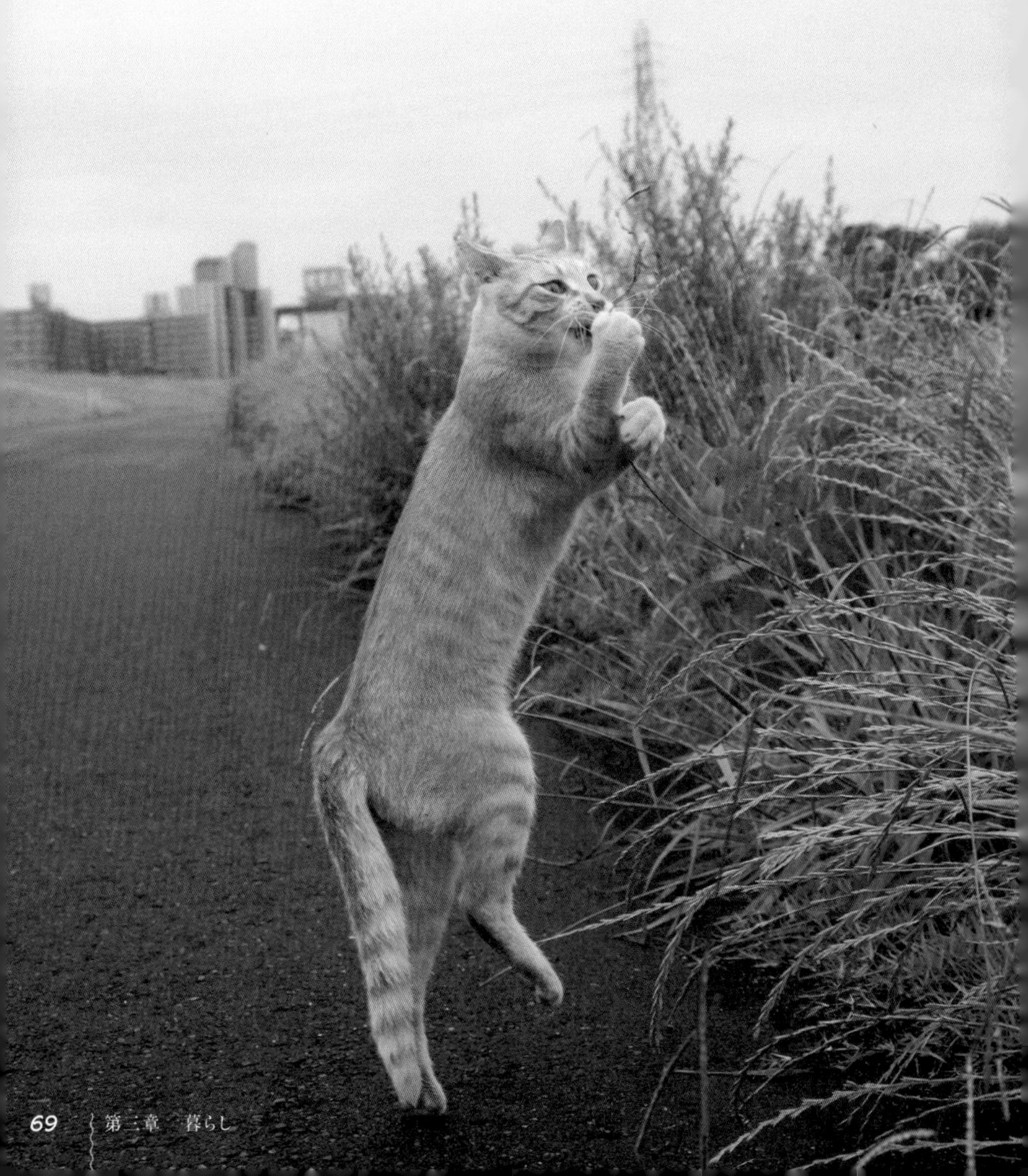

陽光で気を解放せよ。

【養生訓　巻第八　養老】

穏やかな天気の日は庭に出たり、高いところに上り、心を広く遊ばせて停滞している気を解放させるべし。

時には草木を愛でたり観賞したりして、自分を心地よくするのがよい。

けれども、老人自らが庭や花木に気をとられ、心労させてはならない。

解説

近年の調査によって、日本人のおよそ六割が気候や天気の変化による体調不良を感じていることがわかりました。また、たとえ体調不良を自覚していないとしても、気候がいい時期の好天の日は気分がよく心身ともに調子がいいものです。

天候によって体調が変わるのは自律神経の働きによるもの。気圧や気温、湿気の変動は自律神経の乱れを引き起こし、頭痛やだるさ、めまい、関節痛など様々な不調の原因に。

高気圧は自律神経を安定させるため、体調も良好になるのです。

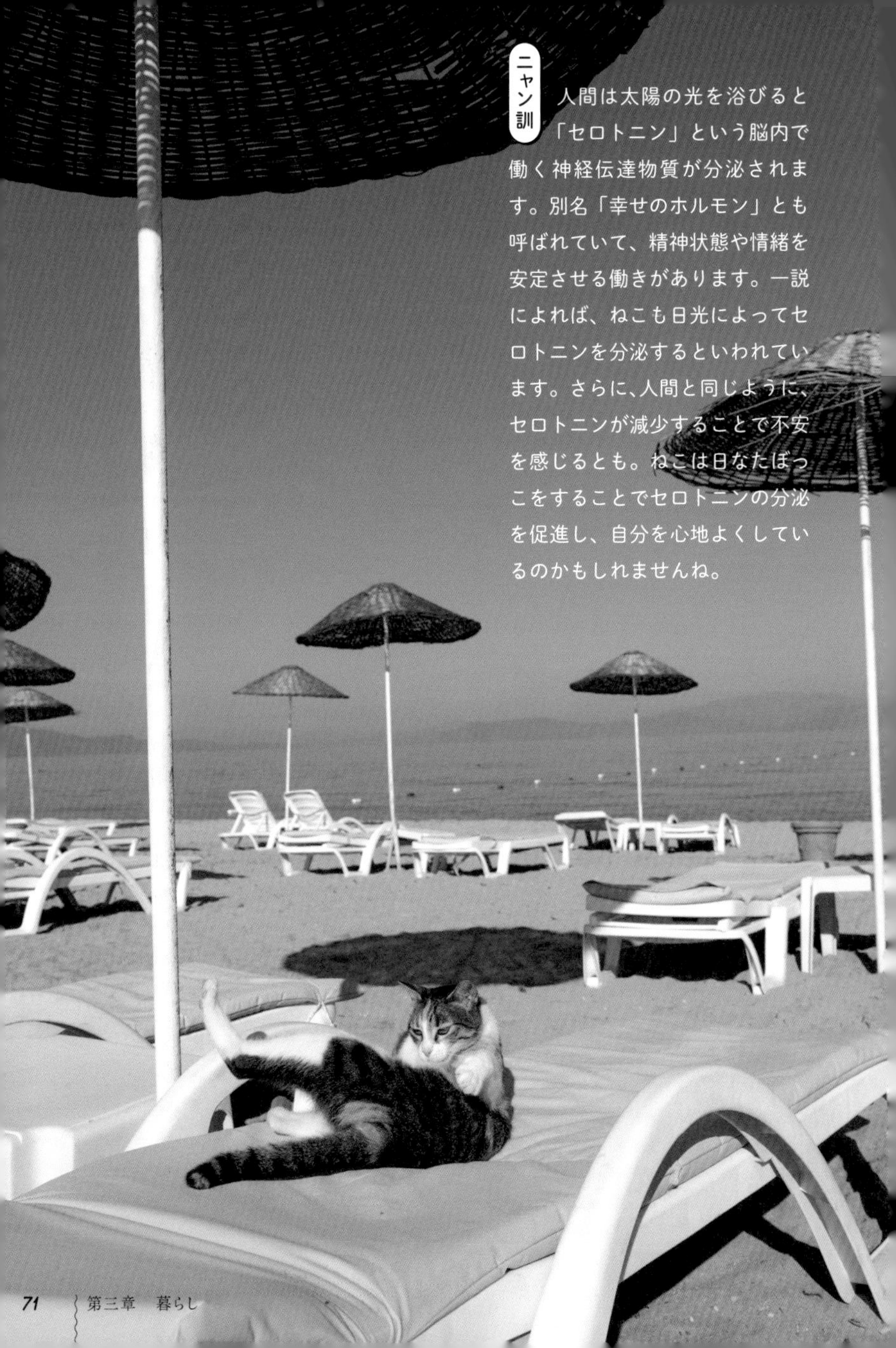

ニャン訓

人間は太陽の光を浴びると「セロトニン」という脳内で働く神経伝達物質が分泌されます。別名「幸せのホルモン」とも呼ばれていて、精神状態や情緒を安定させる働きがあります。一説によれば、ねこも日光によってセロトニンを分泌するといわれています。さらに、人間と同じように、セロトニンが減少することで不安を感じるとも。ねこは日なたぼっこをすることでセロトニンの分泌を促進し、自分を心地よくしているのかもしれませんね。

目をふさぎて落ち着けよ。

【養生訓　巻第五　五官】

『医学入門』（李梴《りてい》／中国・一五七五年）には次のように書かれている。
「年四十以上は、事なき時は、つねに目をひしぎて宜し。要事なくんば、開くべからず」
つまり、用事がなければ目は開かないほうがよい。

解説

人間は情報の九割を視覚から得ているといわれています。より良い生活を送るためには適度な情報収集が必要です。

しかし、情報過多になると知らず知らずのうちに脳が疲れてしまい、集中力の低下や頭痛、肩こりといった症状を招くこともあります。ぼんやりする時間を作る、睡眠をしっかりとるなど脳の疲労回復には様々な方法がありますが、たった二〜三分、目を閉じるだけでも脳を休めることができるのだとか。

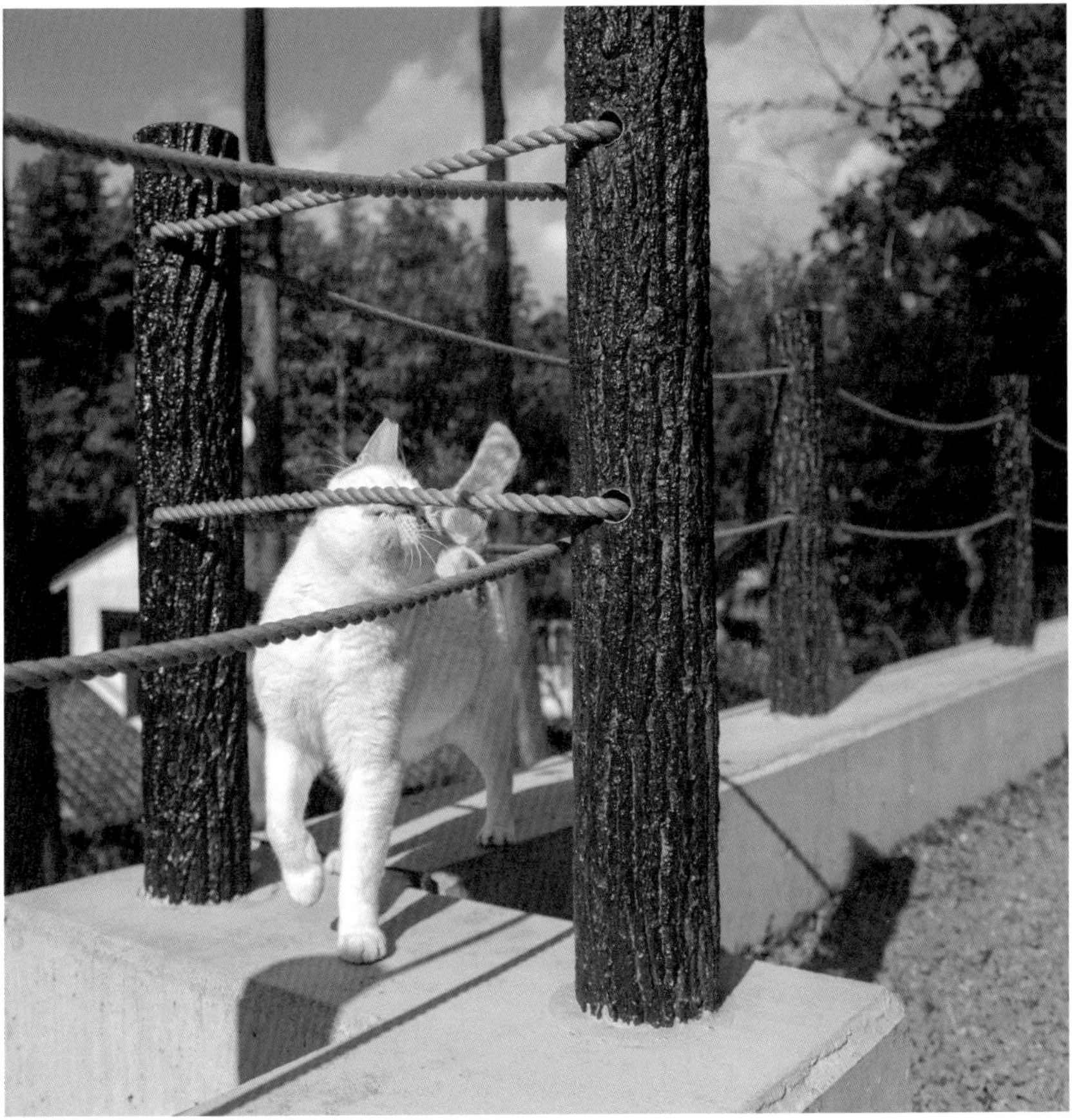

ニャン訓

夜行性であるねこの目は、わずかな明かりのなかでも獲物が見えるように、光に対して敏感な構造になっています。日中にねこの目が細くなるのは、強い光がある場所では瞳孔の形を変えることで目に入る光の量を調整しているから。日本の戦国時代や中国の明の時代にはねこの瞳孔の開き具合で時刻を知っていたほどです。たとえば、“鬼島津”と恐れられた島津義弘は、時計代わりにねこを連れて戦場へ赴き、後にねこを祀った神社を建立しました。戦国時代屈指の猛将をねこが支えていたのです。

病を嘆くことなかれ。

【養生訓　巻第六　慎病】

病気を患っている人は養生の道をきちんと行い、病気を嘆いてはいけない。嘆いたり苦しんだりすると気がふさがり、病気が重くなってしまう。

よく養生をしていれば自分で思うよりも病気は早く快復する。病気の心配ばかりしていてもよいことはない。慎んで養生の道を行うことである。

万が一、死に至る病気だとしても、天命であり嘆いても何も解決しない。人智の及ばないことで人を苦しめるのは愚かである。

解説

病気のときは、いくら安静にして身体を休めていても、心のなかに不安や心配ごとがあるとなかなか改善しないものです。

それは、不安が自律神経やホルモンの働きをコントロールする脳の機能に悪影響を及ぼすから。その結果、身体のバランスが乱れてしまい、全身の器官や組織がうまく働かなくなってしまうのです。

病気になったときには、できるだけ余計な心配をせずに、のんびりとした気持ちで保養することが快復への近道だということです。

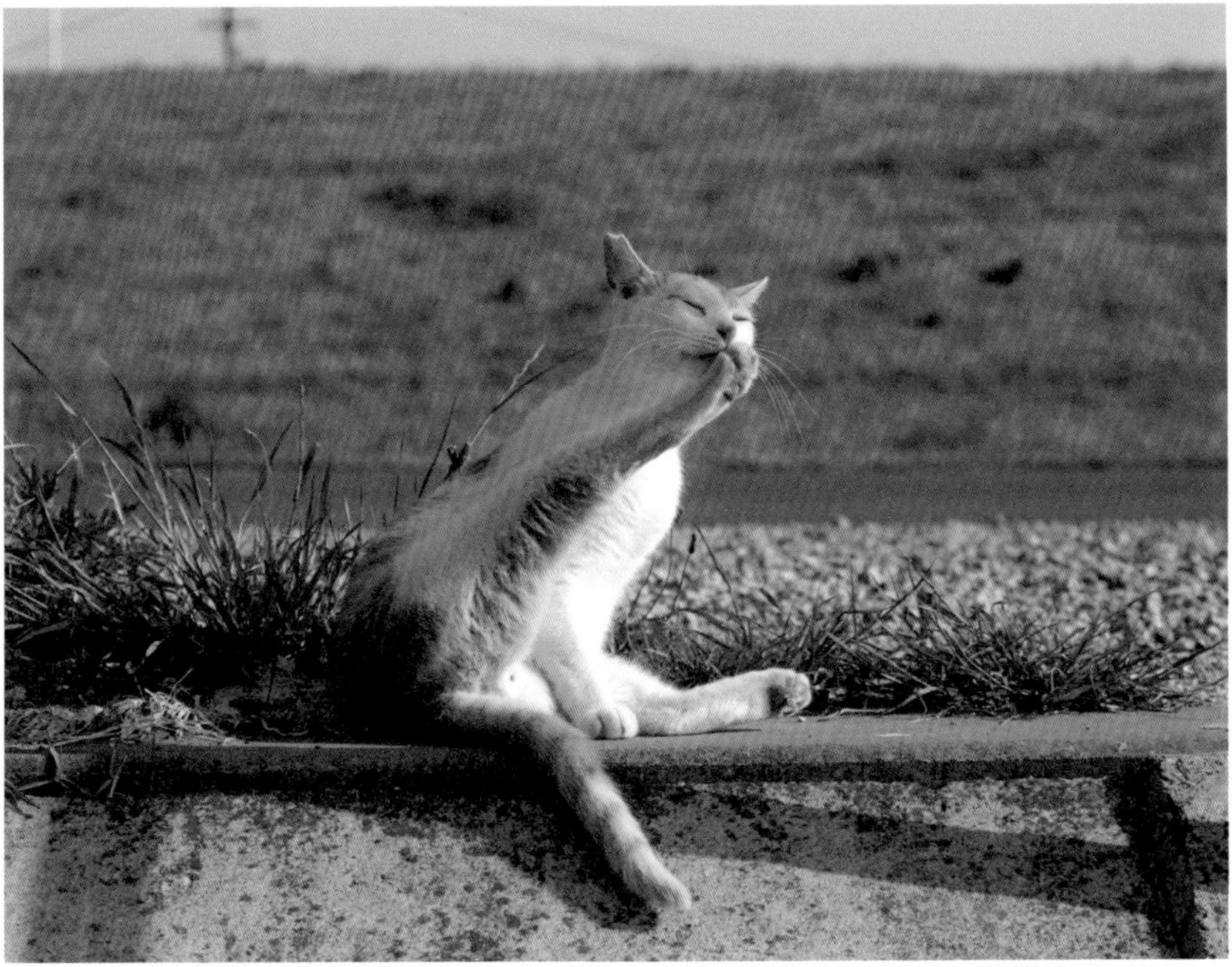

ニャン訓

ねこが病気になったときに人間と同じように嘆いているかどうかはわかりませんが、動物病院で処方される薬のなかには人間用のものも多くあります。また、動物用の薬であったとしても、有効成分が人間用と同じである薬も少なくありません。だからといって、安易に人間用の薬を与えるのはＮＧ。ねこと人間では薬剤の量や使用頻度が大きく異なるからです。また、ねこには毒性がある薬も存在します。大切なねこさんの体調が気になるときには自己判断ではなく、必ず獣医師の診断を仰ぎましょう。

大晦日こそ肝要なり。

【養生訓　巻第六　慎病】

大晦日には祖先の神前を掃除し、家の中でも特に寝室の塵を払い、夕方には灯をつけて朝まで家の中を明るくし、香を炷《た》き、かまどで爆竹を鳴らして火を焚《た》き、陽気を助けなければならない。

家族と炉を囲み、和気あいあいと過ごし、人と争ったり家人を怒ったりしてはいけない。

父母や年長者に祝いの言葉を述べ、老人も幼児も上下の人々も屠蘇を飲んで喜び楽しみ、夜を通して旧年を送り、新しい年を迎えて朝にいたる。これを守《しゅ》歳《さい》という。

解説

元旦には新年の神様である「年神様」がやって来ます。地域によっては初日の出とともに訪れるという説もあり、この養生訓は後者を前提にしています。

貝原先生は、一年の節目である日を粛々と過ごし、清らかな心で新年を迎えることが精神の安定につながると説いています。

ちなみに、江戸時代のお屠蘇は「屠蘇散」と呼ばれる複数の薬草が配合されたものを漬け込んだ薬酒でした。「屠蘇散」は今でもスーパーやドラッグストアなどで販売されています。

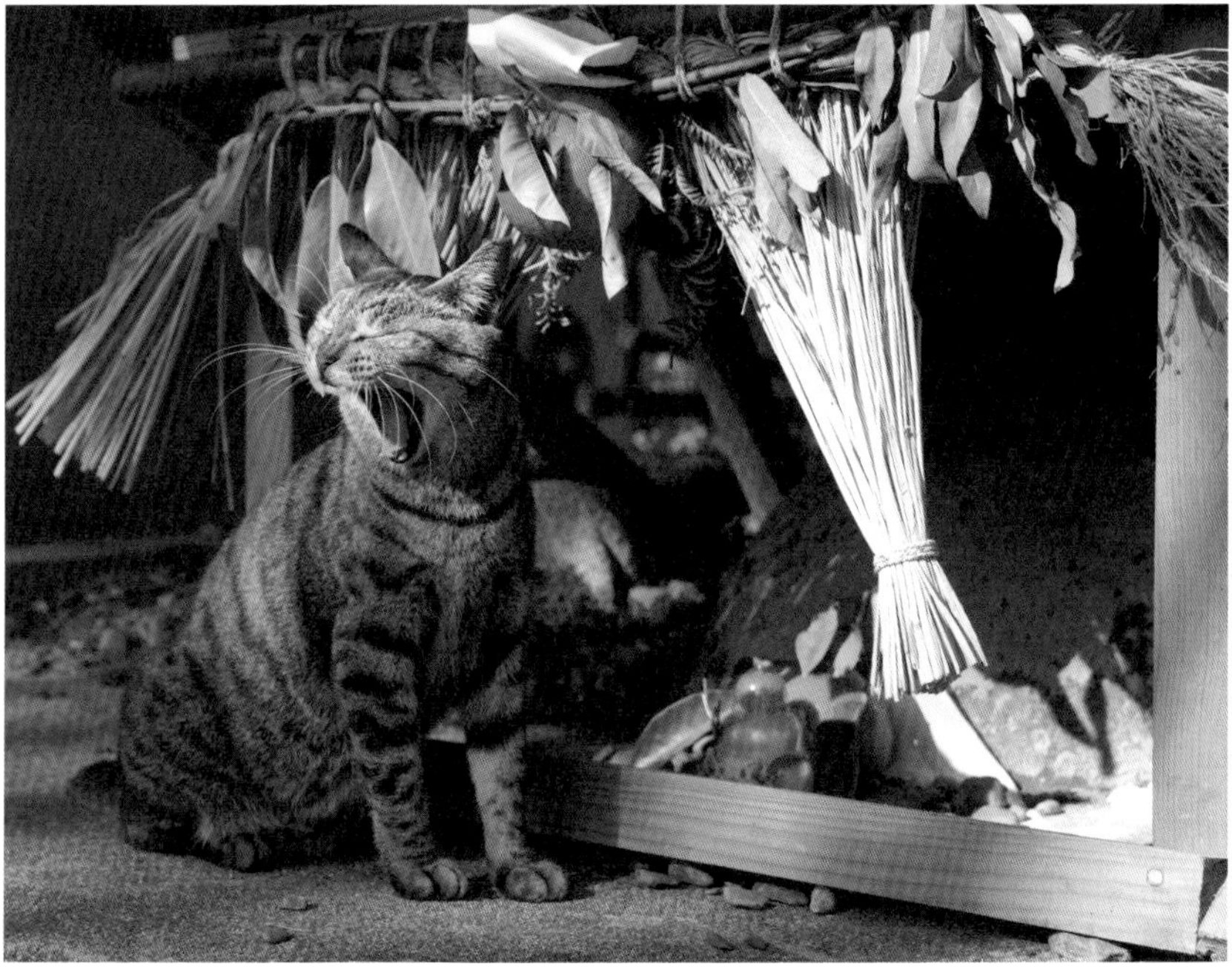

ニャン訓

縁起物であり、海外では「ラッキーキャット」として知名度を上げつつある招き猫。発祥は江戸時代とされていますが、そのルーツは諸説あります。なかでも有名なのは東京都世田谷区の豪徳寺に伝わるエピソード。荒れ果てた寺で大切に飼われていたねこのたまはある日、寺の前を通りかかった彦根城主の井伊直孝を手招きし、寺に迎え入れます。雷雨の難を逃れたことに感謝した直孝がこの寺を菩提寺としたため寺は栄え、たまの死後、その姿に似せた像「招福猫児」を祀ったのです。以来、豪徳寺は俗に「猫寺」と呼ばれるようになり、今も招き猫の寺として有名です。

唾液は宝とせよ。

【養生訓　巻第二　総論　下】

津《しん》液《えき》は身体の潤いであり、変化して血液となる。草木は水がなければ枯れるのと同じで、身体にとって大切なものである。

唾液は臓器から口の中に潤うものであり、惜しむべきで吐いてはいけない。特に、遠くに唾を吐き飛ばしてはならない。気が減ってしまう。

解説

津液とは、汗や涙、唾液、リンパ液といった体液全般のことで、この養生訓では特に唾液の大切さを説いています。

唾液は口内の組織を保護する作用や口内に侵入した細菌の殺菌作用、食べ物の消化作用など、健康維持に重要な役割を担う体液です。しかし、その分泌量は三〇代をピークに、年齢を経るごとに減少していきます。

日ごろからこまめに水分補給し、特によく噛むことで唾液が分泌されるため、食事の際は咀嚼回数を増やすことを心がけたいものです。

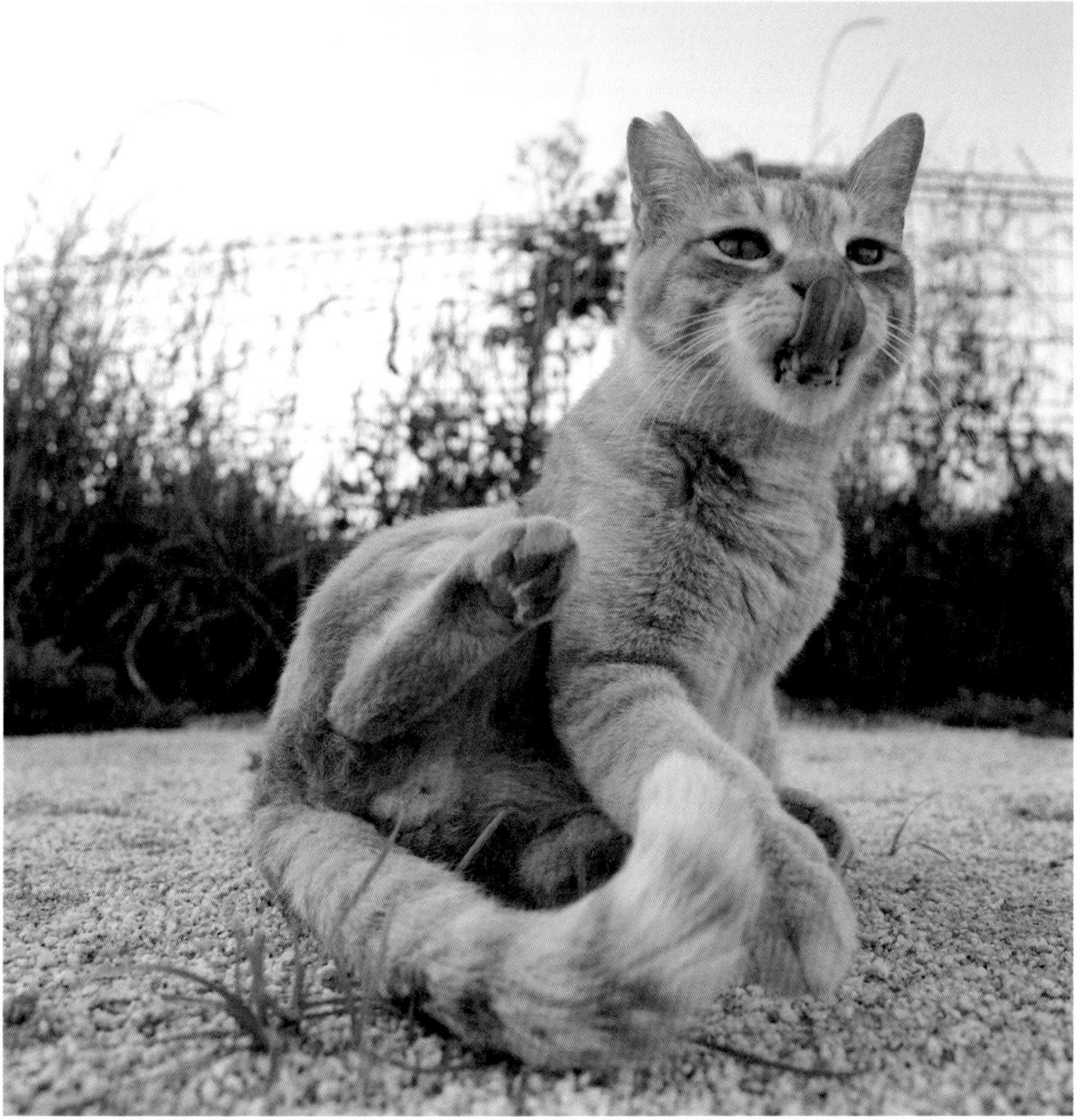

ニャン訓

ねこの唾液は、人間以上に大切な役割を果たしています。ねこは頻繁に毛をなめて毛づくろいをしますが、このときに唾液の殺菌作用によって身体全体を清潔に保っているのです。しかも、ねこの舌は唾液が溜まりやすい作りになっており、毛づくろいの際に唾液を効率的に被毛に届けることができます。また、ねこはあまり汗をかかない動物なので、暑い時期には唾液が蒸発する際の気化熱によって体温を下げる効果もあるのです。

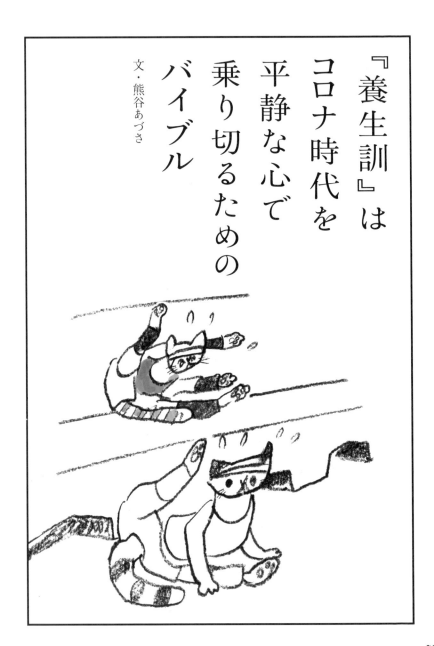

『養生訓』はコロナ時代を平静な心で乗り切るためのバイブル

文・熊谷あづさ

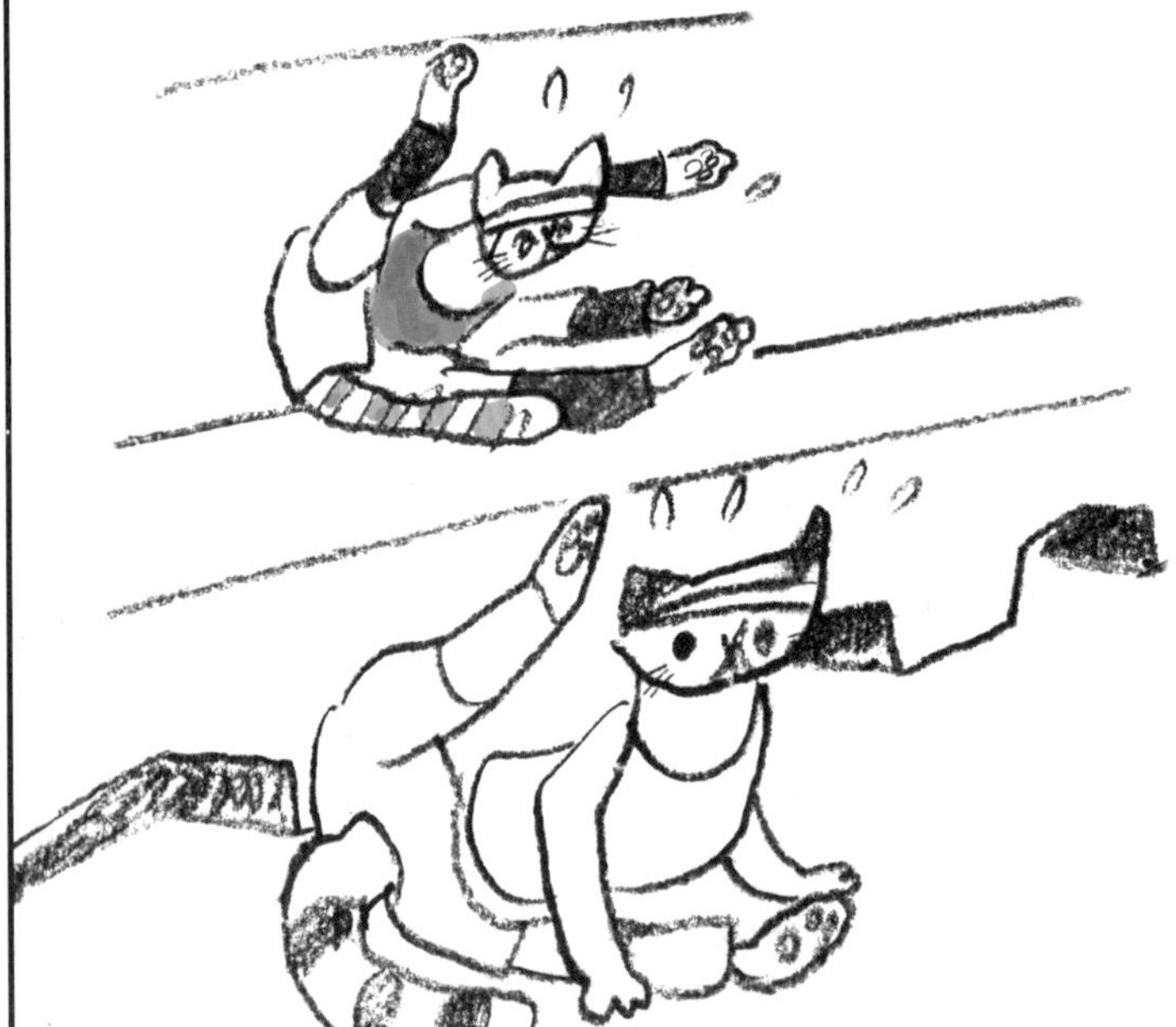

新型コロナウイルスの影響で増大しつつある不安

気づくと何かしらの不安が頭をよぎり、ときに眠れない夜が続いていた私に、ある日、ひとつの指針を示してくれたのが『養生訓』でした。

私の目下の気がかりは、東京から離れた実家で暮らす高齢の両親のことです。幸いなことに、持病とうまくつき合いつつ、今は夫婦ふたりで『ポツンと一軒家』のような暮らしを営んでいます。しかし、いずれ必ず、何らかの手助けが必要になる日がやってくるでしょう。そうなった時、どのようにして両親を支えていけばいいのか、焦りと不安ばかりがつのっていきます。

また、自分や夫はいつまで仕事をしていけるだろうか、将来、年金で足りない分のお金はどうしよう、貯金をしたくてもお金がない、大きな災害が発生したらどうしよう、デジタル化の波にどこまでついていけるだろうか……など、不安の種は尽きません。

こうしたネガティブな感情に追い打ちをかけているのが、新型コロナウイルスの流行です。我が家は夫と私のふたり暮らしですが、ふたりともぜん息持ちなので新型コロナに罹患すると重症化するかもしれないという不安があります。夫をひとり残して逝くことも、早くに未亡人になることも絶対に回避したい未来です。また、万が一、新型コロナに感染して夫婦で入院することになると、慢性的な疾患をもつねこの面倒を誰がみたらよいのか。もちろん、周囲の人へうつしてしまうことも心配です。

こうした不安がぐるぐると頭のなかを渦巻いてしまうことがあり、ねこになりたい、ねこのように、毎日、気楽にのびのびと暮らしたい。時々、無性にそう考えてしまう自分がいました。それくらい、世界も未来も不安や心配ごとで満ちているように思えてならなかったのです。

こんな風に不安な感情に振り回されてばかりいた私ですが、『養生訓』に出会って、ほんの少し楽になれたのです。

不安な心とうまくつき合うヒントが隠されている

『養生訓』は約三〇〇年前の江戸時代に出版された本で、著者は儒学者として名高い貝原益軒先生です。貝原先生は七一歳で藩を退いてから本格的な執筆活動に励み、八五歳で他界するまで多くの著作を残しました。『養生訓』は八四歳のときに出版されたものです。ちなみに江戸時代の平均寿命は三二〜四四歳（出典：『寿命図鑑』二〇一六年、いろは出版）とのことなので、当時としてはかなりのご長寿であったことがわかります。

子どものころから身体が弱かった貝原先生は、一〇代から医学書や薬学書などを読み、また多くの有識者と接して知識を得て、自分なりの養生法を編み出し実践してきました。『養生訓』に記されている心身を健やかに保ち、長寿を実現するための具体的な方法は、すべて貝原先生の実体験によるものです。

たとえば、「養生の基本となるのは我慢をすることである」（巻第一　総論　上）という養生訓があります。

コロナ禍と呼ばれる時代に突入し、誰しも、いろいろな我慢をしています。私も友だちと会って何時間もおしゃべりをしたり、大勢でお酒を飲みに行ったりと、今まで当たり前のようにしていたことができなくなりました。心待ちにしていたライブは中止になり、お正月以来、帰省もしておらず、郷里の両親や親族、友人、もうすぐ三歳になる甥っ子にも会えていません。

一方で、旅行や飲み会に出かける人の映像が報道番組で流れています。飲食業や観光業が厳しい状況にあることは理解しているつもりです。なのですが、以前と同じように娯楽を楽しむ人の姿を目にするたびに、我慢をしている自分が損をしているような気分にさえなってしまうのです。

そんなときに『養生訓』のなかの「養生の基本となるのは我慢をすることである」の記述を読んで、「私が今、している我慢は決して無駄ではなく、健康を維持するために必要なことなんだ」と自覚できました。つまり、我慢をすることも新型コロナ対策のひとつなのだと納得できたのです。そうして日々の行動に意味を見つけていくうちに、自分が考えている以上に感染予防ができているのではないかと思え、漠然とした不安が薄れました。

そもそも、人間は生命を脅かす危険を避けるため、本能的に不安を感じているのですから、それをすべてなくそうとする必要はないはずです。『養生訓』のなかには、その不安とうまくつき合っていくためのヒントがたくさん隠されていました。

しかも、不安との向き合い方を身につけることは、心身の健康を維持することにもつながっていきます。たとえば、「養生の術は心気を養うことが基本である」（巻第一　総論　上）という一文からはじまる養生訓では、怒りや欲を抑え、心配ごとを少なくして心を軽くすることが心身の健康につながるとされ、そのための具体的な方法が示されています。

江戸時代の知識がどれほど役に立つのか

しかしながら、すべての養生訓が現代人に有益なわけではありません。時代の隔たりもあり、現在の常識や価値観から大きく外れた内容が含まれていることも事実です。代表的なものは、刀傷の治療に関する記述でしょう。

また、現代人にとってはごく当たり前に感じてしまう記述もあります。『養生訓』には食事を腹八分目にとどめること、適度に身体を動かすこと、さらにはストレッチやマッサージの効能なども紹介されていますが、食事の量やバランス、適度な運動やストレッチが健康維持に重要であることは、現代の日本人にとってはもはや常識です。なかには読む価値がないと感じてしまう人がいるかもしれません。

そんな方にぜひ、注目していただきたいのは、現在では当たり前の健康知識が、医学はもちろん、科学的な考え方さえ構築されていなかった三〇〇年前に、確証をもって提唱されていたという事実です。つまり、『養生訓』は、貝原先生が身をもって試し、取捨選択された知識を集積した実証科学的な内容であり、医学が進んだ現代と同じ知識が記されているということは、信頼に足る書物であることを証明していると考えることができるのです。

たとえば、「外敵を防ぐには、畏れて早く退くのがよく、力強く立ち向かうのはいけない」（巻第一 総論 上）の養生訓は、外からやってくる病気の要因には臆病であるくらいがちょうどよいと解釈できます。

これは、新型コロナをはじめとする感染症における考え方にそのまま当てはまります。つまり、正しく畏れることは有益で、警戒心が低いほど感染の危険度が高まるということです。

さらに、一〇ページにも登場する「畏れ」、二〇ページの「慎み」という言葉も、コロナ禍の現在に響きます。「畏れ」は人智を超えた自然の摂理を畏れ敬うこと、「慎む」は欲を慎むということです。「畏れ」や「慎み」の心を持っていれば、「まわりにうつさないためにも罹らない」、「自分が無症状感染者かもしれない」という気持ちが自然と芽生え、慎重な行動につながるはずです。

「ステイホーム」、「東京アラート」といった耳慣れない横文字よりも、「畏れ」や「慎み」という言葉を用いて警戒を促したほうが多くの人の心に届くような気がしてなりません。

『養生訓』は心を穏やかに保つための強い味方

『養生訓』は不思議な本です。パラパラとめくっていると、そのときの自分が欲しい言葉が自然と目に飛び込んでくるのです。

そのなかでも私の目にとまったのは、「すべてのことに励み、続けていれば必ず効果は現れる。たとえば、春に種をまいて、夏によく手入れをすれば、秋に豊かな実りとなるようなものである」（巻第一　総論上）という教えです。「がんばっているつもりなのになかなか結果が出ない」、「自分には向いていないのかもしれない」、「やめたほうがいいのかもしれない」とくじけそうになったとき、この養生訓を読むと努力を続けている自分自身をほんの少し肯定できる気がします。

また、「部屋をきれいに」という主旨の養生訓を目にすると雑然とした部屋が気になり、「人に対して完璧を求めると、至らない部分が目について結局は自分がつらくなる」の養生訓を読めば、誰かに対するイライラの原因が自分にあることに気づきます。『養生訓』は、まるで自分自身を客観視するためのバロメーターのような存在でもあるのです。

このように『養生訓』には、あたかも自分だけに語りかけてくれているような言葉がたくさん詰まっています。その秘密はいったいどこにあるのでしょうか。私は『養生訓』について調べていくうちに、その秘密が著者である貝原先生の生き方や人柄にあるのではないかと考えるようになりました。

貝原先生は「愛敬」という言葉を好んで使っていました。奥様との合作の書が残されているほどです。「愛」は他者に対して慈恵の心で接するという意味で、「敬」は自分の欲や感情を慎むことです。

貝原先生自身、「愛敬」の精神をモットーとして人生を送り、その言葉の通り、穏やかでやさしい人柄だったと伝えられています。晩年には『養生訓』のほかに、儒教的な倫理観から修身や礼儀作法を説いた『大和俗訓』、子どもの心理や教育を記した『和俗童子訓』、人生や心の楽しみ方への見解を示した『楽訓』といった指南書的な本を残しており、いずれの本も、庶民でも読みやすいように平易な言葉や文章で書かれています。

自分が培ってきた学識や経験を生きた知識として多くの人に届けることで、すべての人が心身ともに元気で豊かな人生を送ることができますように。そんな願いと愛敬の精神を込めて執筆したのが全八巻の『養生訓』なのです。

「怒ることもなく、憂いもなく、過ぎ去った人の過ちをとがめてはいけない。人の無礼な振る舞いを怒ったり恨んではいけない」（巻第八　養老）、「長生きをするためには食欲と色欲を少なくして心を和やかに保ち、何事に対しても畏れ慎しんでいれば血気は自然に調って病気にならない」（巻第二　総論　下）などの養生訓から伝わってくる愛敬の精神と貝原先生の温かなまなざしが、なによりの証拠です。

貝原先生は、自分の心の状態を知り、平静を保つことは、心身の健康を維持する上でなによりも大切なことだと説いています。私自身、何度も『養生訓』に目を通すうちに、おぼろげながらも心を穏やかに維持するコツをつかめるようになり、心が整うにつれて身体の調子が以前よりも楽になったことを実感しています。ひとりでも多くの人が『養生訓』の言葉に触れ、健やかな毎日を過ごせることを祈っています。

猫写真家・沖昌之インタビュー

ねこを通して社会とつながっている

なんともユニークな外ねこたちのしぐさを切り取っている猫写真家・沖昌之さんに、どうやって奇跡の瞬間を撮影しているのか、その秘訣を聞きました。

文・熊谷あづさ

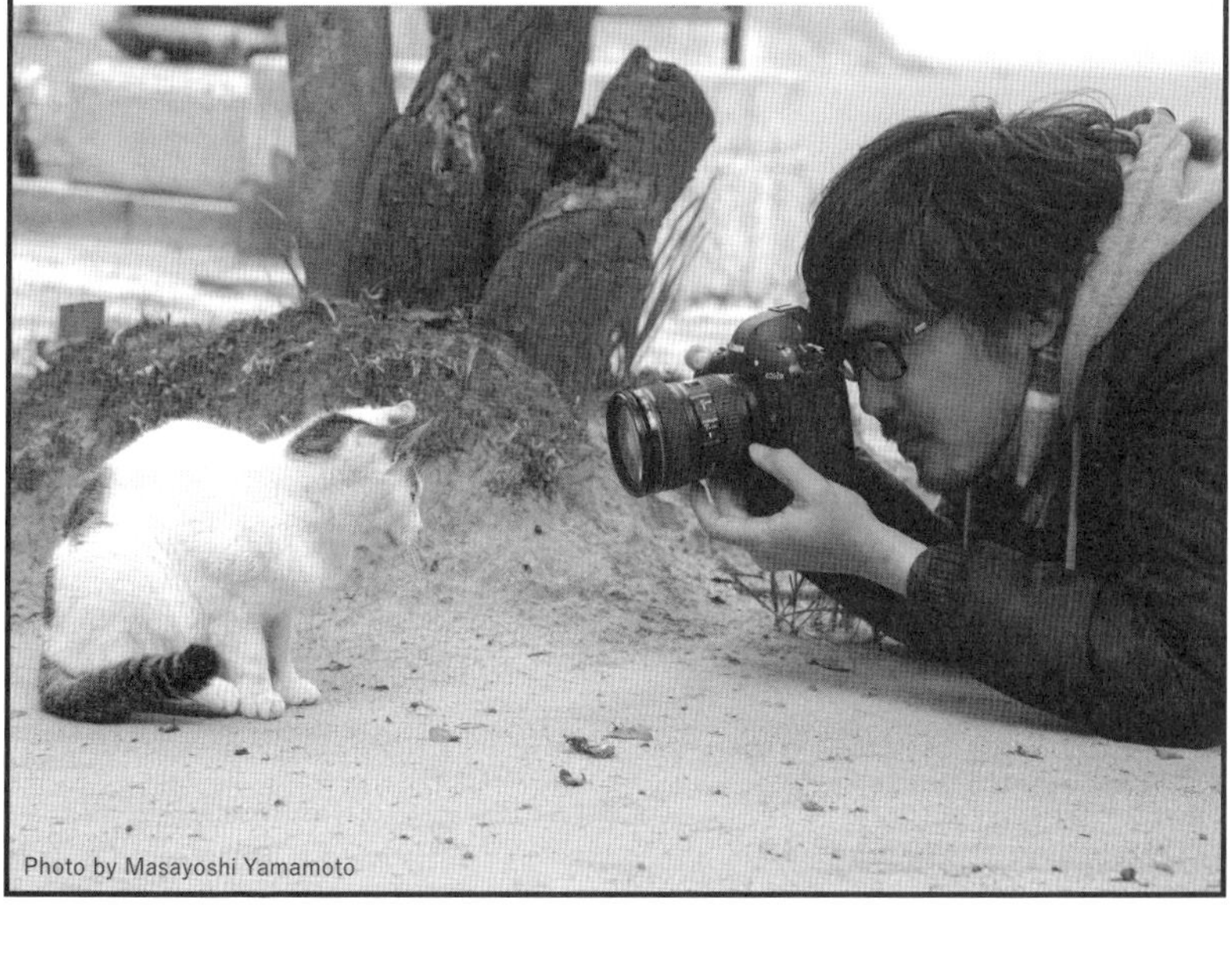

Photo by Masayoshi Yamamoto

ねこたちの個性的な写真を撮影する秘訣とは？

まるでダンスの練習をしているかのような華麗なステップを踏んでいたり、青空の下でお腹丸出しで爆睡していたり。『ニャン生訓』では、思わずクスッと笑えたり、気持ちがほんわかと和んだりするねこの写真とともに養生訓をお届けしています。

本書に掲載されている写真はすべて、猫写真家の沖昌之さんが撮影したもの。イキイキと過ごすねこたちの個性的な瞬間をとらえた写真が話題を呼び、『必死すぎるネコ』（辰巳出版）や『残念すぎるネコ』（大和書房）など、注目の写真集を次々と発表している新進気鋭の猫写真家です。

沖さんいわく、見る人の視線も心も釘付けにするような写真を撮るいちばんの秘訣は〝運〟なのだそうです。

「僕は基本的に、夏場は夜中の三時半に家を出て明け方から八時ごろまで定番の撮影場所でねこの写真を撮り、一旦帰宅して仮眠をとったりした後、夕方の四時ごろから日が落ちるまで再び撮影をします。ただ、必ずしも毎回、満足のいく写真を撮ることができるわけではないんです。僕の写真はあくまでもねこありきですから。撮影中は『この場所だったらこちら側から撮ったほうが背景がきれいに写る』とか『あのねこは次にこっち側に動くはず』などと考えながら下準備をしているのですが、実際にねこが僕のイメージどおりの動きをしてくれるわけではありません。独特の一瞬をカメラに収められるかどうかは、運によるところが大きいんです」

運に出合うためには、挑戦する機会を増やすことが大切なのだと沖さんは語ります。

「たとえば、初めてのねこの撮影で、しかも最初の一時間で理想的な写真を撮ろうとするならば、それはもう、どれだけ日ごろから善行を積んでいるかというところにかかってくる話ですよね（笑）。でも、根気よく挑戦をし続けていれば、必ず運がめぐってくるはずなんです」

たくさんの面白おかしいねこ写真を発信している沖さんですが、それらの撮影の陰には空振りに終わった膨大な時間があるのです。

「初めのころは、いい写真が撮れなかったらどうしようって焦っていたこともありました。でも、ねこって人間の気持ちや感情を読むのに長けていますから、僕が焦っていると行動しなくなったりするんですよね。かと思うと、今日はもう無理だなぁって諦めた途端に活発に動き始めたりとか。何度もそうした場面に遭遇するうちに、撮りたい写真を撮れないときには諦めるしかないのだと悟りました」

撮影を諦めた沖さんがすることは、ねこを愛でることなのだそうです。

「ねこって存在自体がかわいいですよね。でも、カメラを構えるとどうしても『いい写真を撮らなくちゃ』と気持ちが先走ってしまい、ねこのかわいさを堪能することができなくなってしまうんです。そもそも僕は、撮影に出かけている六〜七時間のうち、カメラを構えてシャッターを切るのは一時間くらい。あとはねこのお世話をしている人とお話をしたりしつつ、ねこたちの様子をず〜っと見ています。僕、ねこを見ているだけですごく幸せなんです」

ねこの写真を撮るために心がけていること

めぐってきた運をしっかりと写真に反映するために、沖さんには日ごろから心がけていることがあります。それは、悩みを持たないということ。

「ねこは『今日はトンボが気になる日』とか、『今日は草を食べたい気分』とか、日によって興味の向く方向が違うんですよね。だから、その日のねこのテーマを察しつつ、レンズを向ける方向やアングルを直感で判断しながらシャッターを押しているんです。でも、悩みごとがあると知らず知らずのうちに考えてしまうものですから、どうしても勘が鈍るし、シャッターを押すタイミングも遅れてしまいます。実際、せっかく運がめぐってきたというのに、悩みごとがあるせいで撮り逃してしまった瞬間がたくさんあるんですね。だからもう、悩まないことにしました。ねこたちの最高の瞬間を写真に収めるためにも、日々、心を乱さないようにしようって自分に言い聞かせているんです」

運のほかにもうひとつ、沖さんの個性的な写真を支えているものがあるそうです。

「僕が撮影した写真のなかには、どうしてこの瞬間を撮ることができたのか、説明がつかないものがあるんです。たとえば、僕が〝ねこザイル〟と呼んでいる写真です。そのころの僕はカメラを買い替えたばかりだったので、仕事に行く前に家の近くにいる一匹のねこを被写体に撮影の練習をしていたんですね。その日もいつものようにそのねこを撮るつもりでいると、撮影の途中から次々とねこが姿を現わしたんです。まだ新しいカメラに慣れておらず、設定などに戸惑ってしまい焦りましたが、なんとか〝ねこザイル〟の瞬間を撮ることができました。あれほどたくさんのねこが現われたのはその一日だけ。まさに奇跡としか言いようのない一枚なんです」

すべての出来事は いい一瞬を撮るための必然

根気よくねこと写真に向き合う日々のなかで、奇跡的な瞬間を何度もカメラに収めてきた沖さんですが、実は三〇代になるまでカメラを扱ったことさえなかったというから驚きます。

「僕は神戸で生まれ育ち、三〇歳で上京して婦人服店に勤め始めました。もともと人と接することが苦手だったので、配送係として入社したんです。写

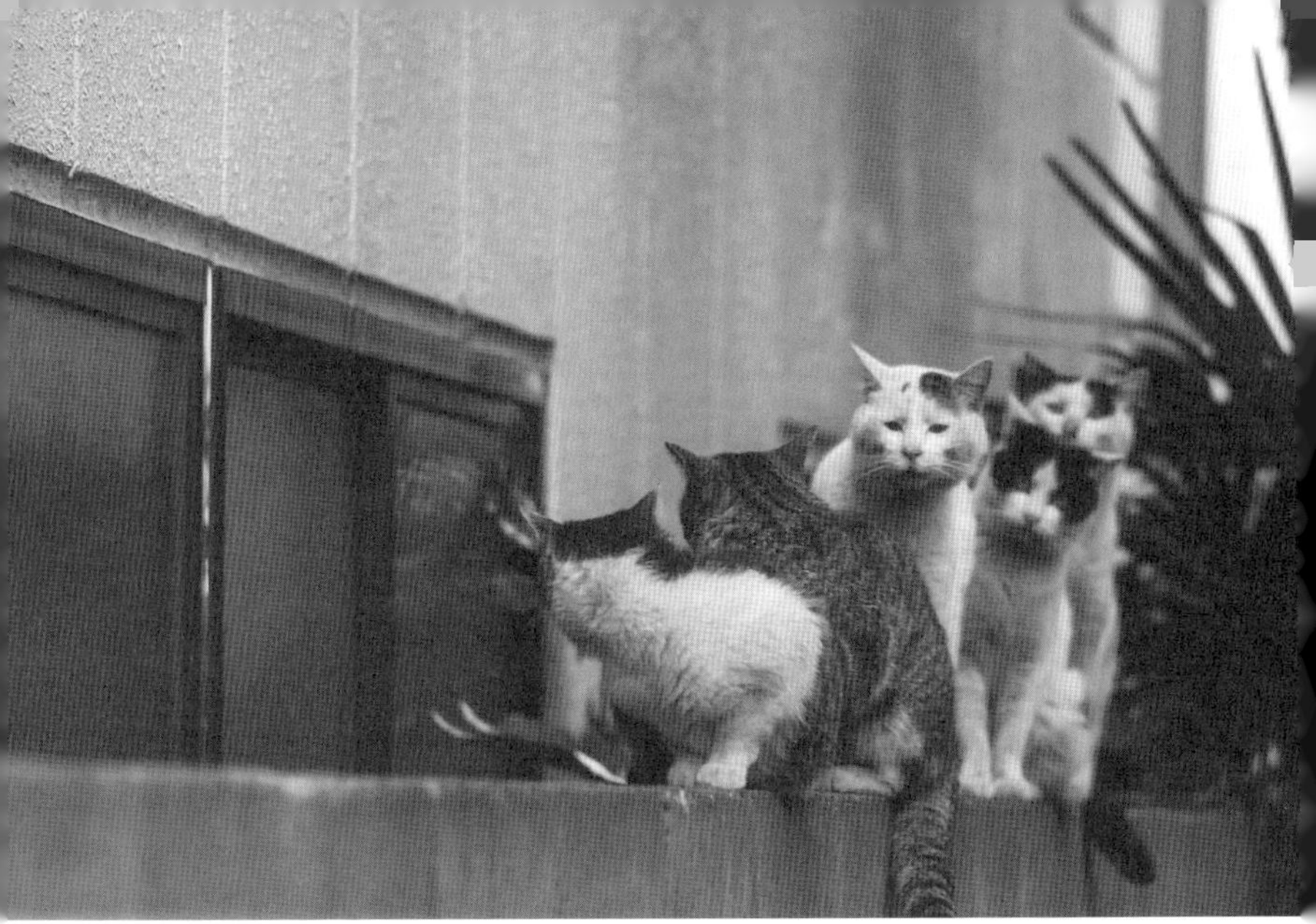

真に撮られることも苦手で、カメラにも興味はありませんでしたが、なぜか新商品の撮影も担当することになってしまって。そのときの経験がなければ、カメラを扱うことはなかったように思います」

沖さんはさらなる社命によって、渋々ながらもブログやインスタグラム、フェイスブックなどのSNSも担当することに。

「会社からは〝ライフスタイルの提案〟というテーマを与えられていたので、ブログやSNSには洋服の写真のほかに、おいしそうなスイーツとか、東京スカイツリーのような注目スポットの写真も載せたりしていたんです。その流れで時々、ねこカフェでねこの写真を撮って掲載したりもしていました」

そんなある日、試しに近くの公園のねこたちの写真を撮ってインスタグラムに掲載したところ、大きな反響が寄せられたといいます。

「特に、海外の方がびっくりするほど褒めてくれたんです。それがすごくうれしかったんですね。僕が撮ったねこの写真でご機嫌になってくれる人がいるなんて、どんなに幸せなことだろうと思いました。だから、毎日、インスタにねこの写真を掲載することにしたんです」

当時の沖さんの休日は週に一日だけ。その一日をフルに使ってSNSに掲載する一週間分のねこ写真を撮影していたそうです。

「それまでは、『あ〜、疲れた……』って言いながら、休みの日は寝て過ごしていました。でも、ねこの撮影という趣味ができてからは、朝早く起きて日が暮れるまでひたすら撮影をするようになりました。別にプロの写真家を目指していたわけではないんです。そのころの僕は、これまた社命で中目黒の店舗で接客の仕事をしていましたから。お客さんと楽しい会話をすることも仕事のうちで、ねこの話題は会話がすごく盛り上がることを身をもって体験していたんです。だから、『婦人服店のスタッフがねこの写真集を出せたりしたら、お客さんとの会話が弾むんじゃないかなぁ』くらいの気持ちでした」

根が引っ込み思案の沖さんにとって、接客は不本意な仕事でしたが、そうした経験も今ではすべて肯定しているといいます。

「当時、僕が中目黒の店舗で接客の仕事をしていたからこそ、あの時間に撮影に出かけて〝ねこザイル〟を撮ることができたんです。そもそも、会社からブログやSNSをするようにと命じられなければねこの写真を撮ることはありませんでした。そう考えると、つらいことも大変なことも、すべてはねこたちのいい瞬間、奇跡の一瞬を撮るための必然だったとしか思えないんですよね」

知れば知るほど好きになる本当のねこの魅力

婦人服店で多くの撮影をこなしたことは、〝猫写真家・沖昌之〟の大きな財産になっているといいます。

「前職では、新作の洋服を着たモデルの撮影もしていたんです。人出が多い昼下がりの表参道や花見客でいっぱいの桜並木の道で撮影をすることもあったのですが、初めのころは恥ずかしくて……。人に圧倒されてうまく写真が撮れなかったんです。でも、羞恥心を捨てて真剣にカメラを構えると、人はよけてくれるものなんですよね。こうした経験を重ねたおかげで、撮影の心構えのようなものを自然と身につけられたような気がします」

一方、ねこの写真を撮り始めたころの自分を振り返ると次のような思いに駆られるのだとか。

「たぶん、道行く人を怖がらせていたんじゃないかなぁ。だって、身長一八〇cmのヒゲ面のおっさんが地面にはいつくばって、でかいカメラを構えているのって、ほとんどオカルトですよね（笑）。でも、そうやって毎日のように撮っているうちに、『今日もがんばってるね』と声をかけられたり、『向こうにもねこがいたよ』と教えてくれたりと、少しずつ受け入れてもらえるようになりました」

ねこの写真を通して社会とつながることができていることに大きな幸福を感じているという沖さん。

「母方の家系がねこ好きで子どものころからねこのいろいろなエピソードを聞いて育ちましたが、飼ったことはないんです。だから、ねこという生き物はクールで、普段はどこかに隠れていて、ごはんをもらえるときだけ姿を現す、そんな固定概念を持っていました。ところが、撮影を重ねるうちに、ねこにはそれぞれに個性があって心もあることがわかりました。それに、外見もすごくかわいいけれど、ねこの本当の魅力はその内面にあるんですよね。ねこのことを知れば知るほど、好きになっていくんです。僕の写真を楽しみにしてくださっている方たちのためにも、これからも、いろいろなねこの魅力が伝わる瞬間を撮り続けていきます」

おわりに

『ニャン生訓』は、多くの方たちのお力添えのおかげでこの世に生まれることができました。

ねこさんたちの奇跡の瞬間をカメラに収め続けている猫写真家の沖昌之さん、シュールで愛らしいイラストで表紙と誌面に独特の味つけをしてくださった漫画家の堀道広さん、スタイリッシュでぬくもりのあるデザインに仕上げてくださったデザイナーの根本真路さん、広く温かい心ですべての作業に並走してくださった集英社インターナショナルの小笠原暁さん。

心から感謝をしています。どうもありがとうございました。

生きていくのは大変で、人生には思い通りにならないことが山積みです。でも、心のあり方だけは、自分自身の力でほどよい状態へとコントロールすることができます。

『ニャン生訓』のねこたちがもたらす癒しと、『養生訓』の言葉が秘める力によって、今日も明日もあさっても、穏やかな心が続いていきますように。

二〇二〇年九月吉日　熊谷あづさ

【主な参考文献】

○『養生訓　全現代語訳』貝原益軒著　伊藤友信訳／講談社
○『〈新釈〉養生訓　日本人が伝えてきた予防健康法』貝原益軒著　蓮村誠編訳／ＰＨＰ研究所
○『養生訓に学ぶ』立川昭二著／ＰＨＰ研究所
○『口語　養生訓』貝原益軒原著　松宮光伸訳註／日本評論社
○『養生訓　現代文』貝原益軒著　森下雅之訳／原書房
○『貝原益軒　養生訓ほか』松田道雄訳／中央公論新社
○『図解　養生訓「ほどほど」で長生きする』齋藤孝著／ウェッジ
○『養生訓と現代医学』杉靖三郎著／春秋社
○『人物叢書　貝原益軒』井上忠著　日本歴史学会編／吉川弘文館
○『日本の名著　14』松田道雄編／中央公論社
○『老いてますます楽し　貝原益軒の極意』山崎光夫著／新潮社
○『貝原益軒　天地和楽の文明学』横山俊夫編／平凡社
○『貝原益軒に学ぶ　60代からの「体・心・頭」をもっと元気にする本』立元幸治著／三笠書房
○『現代養生訓　健康は何よりの宝』上下巻　早瀬宏著／文芸社
○『病気にならない新常識72』秋津壽男著／法研
○『50歳からの病気にならない食べ方・生き方』石原結實著／海竜社
○『歯周病は1日で治せる！』清水智幸著／文藝春秋
○『最高のパフォーマンスを引き出す自律神経の整え方』久手堅司著／クロスメディア・パブリッシング
○『自律神経を整える「あきらめる」健康法』小林弘幸著／角川書店
○『徹底図解　東洋医学のしくみ』兵頭明監／新星出版社
○『決定版　貝原益軒の養生訓』ジョージ秋山著／海竜社
○『図説　東洋医学　用語編』大塚恭男　木下晴都ほか監／学習研究社
○『江戸の食卓　おいしすぎる雑学知識』歴史の謎を探る会編／河出書房新社
○『江戸食べもの誌』興津要著／作品社
○『江戸　老いの文化』立川昭二著／筑摩書房
○『江戸時代大全』稲垣史生著／ＫＫロングセラーズ
○『図説　江戸時代食生活事典』日本風俗史学会編／雄山閣
○『江戸の健康食』小泉武夫著／河出書房新社
○『完全保存版　江戸の食と暮らし』／洋泉社
○『猫のための家庭の医学』野澤延行著／山と溪谷社
○『猫脳がわかる！』今泉忠明著／文藝春秋
○『猫まるごと雑学事典』北嶋廣敏著／光文社
○『ねこの秘密』山根明弘著／文藝春秋
○『ねこはすごい』山根明弘著／朝日新聞出版
○『決定版　うちの猫の長生き大事典』石野孝著／学習研究社
○『猫をよろこばせる本』沼田朗著／ＰＨＰ研究所
○『老猫さんの医・食・住』井上緑著　小方宗次　金安まゆみ監／どうぶつ出版
○『猫の言いぶん』小暮規夫佐藤省一著／講談社
○『不思議猫の日本史』北嶋廣敏著／グラフ社
○『猫の神話』池上正太著／新紀元社
○『ネコの食事百科』ネコ百科シリーズ編集部編　富田勝重監／誠文堂新光社
○『猫の事典』ステファーヌ・フラッティーニ著　今泉忠明監　岡田好恵訳／Ｇａｋｋｅｎ
○『動物たちの自然健康法』シンディ・エンジェル著　羽田節子訳／紀伊國屋書店
○『猫のなるほど不思議学』岩崎るりは著／小山秀一監／講談社
○『猫の事典』犬養智子著／ごま書房
○『猫　かわいいネコには謎がある』今泉忠明作／講談社
○『夢占い大事典』不二龍彦著／学習研究社　ほか

貝原益軒（かいばら・えきけん）

儒学者、本草学者、医師。一六三〇年、福岡藩士の五男として生まれる。病弱ながらも八歳で『平家物語』を読みこなす神童として育つ。一度は藩に仕えるも二七歳まで浪人として過ごし、帰藩後は京都へ留学し本草学や朱子学を学ぶ。その後、藩士らに儒書を講義しつつ、藩史の編纂や朝鮮通信使の応対なども行った。三九歳の時に一七歳の東軒夫人と結婚。七一歳で隠居後、著述に専念し『養生訓』をはじめ多数の書を執筆・編纂した。享年八五。

熊谷あづさ（くまがい・あづさ）

ライター。猫健康管理士。一九七一年宮城県生まれ。埼玉大学教育学部卒業後、会社員を経てライターに転身。週刊誌や月刊誌、健康誌を中心に医療・健康、食、本、人物インタビューなどの取材・執筆を手がける。

【公式ブログ】「書きもの屋さん」
【Twitter】@kumagai_azusa
【Instagram】@kumagai.azusa

沖 昌之（おき・まさゆき）

猫写真家。一九七八年兵庫県生まれ。家電の営業マンからアパレルの撮影カメラマン兼販売員に転身し二〇一五年に独立。写真集に『ぶさにゃん』（新潮社）、『必死すぎるネコ』（辰巳出版）、『俳句ねこ』（ホーム社）など多数。

【公式ブログ】「野良ねこちゃんねる。」
【Twitter】@okirakuoki
【Instagram】@okirakuoki

ニャン生訓《じょうくん》

二〇二〇年九月三〇日　第一刷発行

著者　貝原益軒《かいばらえきけん》／熊谷《くまがい》あづさ／沖 昌之《おき まさゆき》
発行者　田中知二
発行所　株式会社　集英社インターナショナル
〒一〇一－〇〇六四　東京都千代田区神田猿楽町一－五－一八
電話　〇三－五二一一－二六三二
発売所　株式会社　集英社
〒一〇一－八〇五〇　東京都千代田区一ツ橋二－五－一〇
電話　読者係　〇三－三二三〇－六〇八〇
販売部　〇三－三二三〇－六三九三（書店専用）
印刷所　大日本印刷株式会社
製本所　株式会社ブックアート

ISBN 978-4-7976-7388-3　C0095